後山怪咖醫師

李惟陽

時報出版

推薦序

李惟陽又在搞怪了！

臺大醫院　內科教授／義守大學醫學院　院長　林肇堂

什麼？要出書？李惟陽又在搞怪了！

民國八十一年底，我剛結束訪問學者的研究從美國回臺，在臺大消化系大家庭的望年會時現身，想給我的恩師王教授和消化系大家庭內的同仁們一個驚喜。不料看到臺上主持的總醫師竟然冒臺大保守的大不諱，拿眾位教授、副教授的名字來當燈謎猜，臺上臺下笑鬧成一團。在中研院院士、臺大消化系大家長宋教授的思維裡，望年會是鑑往策來，談心砥礪的安詳時機，居然被這個小醫師鬧成這個樣子，我真對這後生小子的膽量印象深刻。同年，臺大醫院的主要病房從常德街日式古蹟遷往中山南路一段七號的新大樓，自不免發函廣邀海內外校友參加啟用典禮。聽說那轟動一時、對仗工整的文言八股邀請函，竟也是出自這小子——李惟陽。

李惟陽醫師在我門下時，常讓我覺得很另類。在我指導的醫學研究上，他其實是有一搭沒一搭。他酷愛內視鏡手術，常整天一個人泡在手術室。可是我交代他整理的病患資料功課，他竟膽大包天到請我的研究助理洪小姐幫作。老實說，他在消化系當研究員（fellowship）的兩年，我對他的評價並不高。

在臺大消化系的家族裡，有政治上卓然有成者、有學養豐富的教授。學院殿堂裡，或長輩或後進，也都是懷著懸壺濟世之志，或以社會國家為己任的諤諤之士。惟陽的浪漫，自然讓我覺得格格不入。他到底對什麼學問會有興趣呢？在他結束研究員學習，高高興興離開臺大前，沒人清楚。可是，離開臺大醫院後，幾年內，國內消化系醫學會裡，就常常有他的發表，從食道靜脈結紮術的探討、膽道手術的探討、到食道內支架的置放。最令師長唐突的是他跨科出國研究人工肝臟，還在回國後自力研究肝腫瘤射頻燒灼術（RFA）。腸胃醫學和肝臟醫學這兩股學派，多年來一直涇渭分明，這小子的無窮盡的好奇心，有點離經叛道了。我這下開始對「惟陽現象」有點興趣。

惟陽的人生目標是什麼？是要藉研究等身而回歸學術殿堂，成為學術泰斗嗎？顯然不是，他對難題的突破像是自己在作勞作工藝般自得其樂。當臺大醫院成立健康管理中心時，我希望他回來幫忙，他竟放棄這返回臺大醫院的機會；我邀他南下參觀新興的義大醫院時，他也去看看，不過竟然告訴義大的老闆，他在飛機上看到高雄上空的灰撲撲空氣就想回宜蘭了！他是要開業賺錢如潮水嗎？每回開業後輩在討論賺錢術時，他就頭痛離座，到目前他仍沒有開業的打算。還是他要糾集同好，成為意見領袖嗎？我常笑稱他是永遠的「拓荒者」，老是不喜歡到臺大校友眾多的醫院順順利利的過日子。聽說他曾任聖母醫院的醫務部主任，卻和神父大演辭職計六、七次的戲碼，或許他雲淡風清、也不適合行政吧！

惟陽的價值觀又是什麼？我的學生們能人眾多，內視鏡專家王教授擅長攝影，出了好幾本攝影月曆、大腸專家邱醫師對日本文化瞭解甚深、冰館旁開業的王醫師是ＭＢＡ的管理好手、苗栗的楊醫師是開業的專才。可是，最傳神的還要算是吳教授的那句：「政治是男人的春藥。」幾乎不論老、中、青三代醫師，醫院裡只要有聚首喝杯咖啡的機會，大家就興沖沖聊政治提神。可是我注意到李醫師對這方面意興闌珊，在大家慷慨激昂時都沉默的不發一語。更別提高爾夫球、保齡球這些社交的場合了。他好像真有點孤僻。我為某家醫療中心的員工安排臨床進修演講時，他去演講的兩堂課，題目竟然是：「海外短期登山」和「歐亞大陸的主流建築」。聽說他還有個演講叫「從病歷上的名字看蘭陽地區民族和姓氏的變遷」。有一年，我的研究團隊一行浩浩蕩蕩到宜蘭春遊，負責招待的他安排的竟是請地方耆老講蘭陽平原的歷史。對我來講，惟陽就是醫師中的怪咖！「惟陽現象」就是一天到晚搞怪。

九二一地震後幾天，當許多人還在高談闊論地震的成因、地震對政局的影響、批評政府團隊的搜救效率時，他赫然向羅東聖母醫院的神父大人請纓，當晚就帶一群同事到災區。我對這個怪咖醫師，一個常踽踽不群的子弟的印象就更加迷離了。

一個月前，他捧著一疊這本書的稿子給我，說要請我為他寫序。看了兩三個晚上，我在大笑中都要逼出淚來了。原來醫師可以這樣行醫，生活可以這樣品味！惟陽當醫師的生涯，不在乎醫學中心的研究論文、不希罕診所的賺錢術、蔑視周遭的政治名器，他要的是瞭解一個個病人。他是這樣的貼近人性，把每一個病人當朋友，把自己融入每個病人背後的喜怒哀樂、心願和辛酸。他祝願病人、他感嘆病人！他這個生活家，真正做到了臨床即生活，門診即社區的境界。

還有，讀了「大俠張無忌搞不好是接生婆」這篇故事，我終於搞懂，原來他對內視鏡手術的熱衷，竟然只是為了同情一位從新竹來找我的可憐病人。

在臺大時惟陽曾告訴我，他非常不喜歡醫師這行業。如果這幾年他稍微喜歡這行，是他對生命的熱忱，和人的熱愛。我在字裡行間看到的，是因為他從事這個行業的特性而得到滿足。

「惟陽現象」已不再只是搞怪了，請讀者欣賞我這怪咖子弟活靈活現的故事吧！

推薦序

他從不怕和別人不一樣

和信治癌中心醫院院長　黃達夫

我與《後山怪咖醫師》的作者李惟陽醫師初次認識是二十年前他還在臺大醫院內科工作的時候。我記得有一天他親自送來一本他寫的《消化醫學床邊導讀》，這一本書將消化醫學的重點簡要的彙集，供初入消化醫學的學子在很短的時間內有個基本的瞭解。之後，我們就沒有進一步的接觸。

幾年後（大概是一九九五年），在一次宋瑞樓教授基金會董事會時，討論到李醫師想去加州大學洛杉磯分校做洗肝機方面的研究，而申請獎助案，因宋瑞樓教授基金會的經費有些不足，我覺得他是位肯做事又好學的醫師，就主動提出補助李醫師出國期間的費用。當年李醫師終於成行，完成他追求新知的願望。

李醫師是一位不怕跟一般人不一樣的醫師和知識分子。他離開臺大，獨自到羅東博愛醫院開創微創手術中心，就是一件特立獨行的表現。他自美回國後繼續留在資源較匱乏的羅東地區奮鬥的精神，令人敬佩。去年，我們醫院有位住羅東的病人發生合併症時，李醫師在我們的拜託下，扛起照顧這位病人所有照顧的責任，使那位病人不必遠道轉回臺北就醫，而留在羅東平安的康復，讓我一直心存感激。

李醫師的才能是多方面的。他是一位消化內科的專家，是在醫學以外涉獵廣博的知識分子，是登山健將，更是一位關心社會的公民。這本《後山怪咖醫師》是以故事的方式敘述他日常的所行所見，包括醫病關係、人與人的互動、臺灣社會的百象以及學習新東西的興奮。「怪咖」李醫師不只怪得有意思，我也認為他是一位生命有目標，並能在生活中找到意義與樂趣的智者。希望國內的讀者能從閱讀他的書中瞭解他個人的人生哲學和處世的態度。

推薦序

穿越病苦，更懂得愛人

中華民國紅十字總會會長　陳長文

聽說作者李惟陽夫妻在照顧他們的兒子安安時，曾因閱讀我寫給小兒文文的信，獲得支持鼓舞的力量。有著先天嚴重身心障礙的文文，的確是我長期擔任紅十字會義工，最關鍵的啟發者。

我曾說，如果這社會上，擁有權力、資源和能力者，家中有一個身心障礙的孩子或家人，這些強者將更能設身處地瞭解弱勢者的辛酸與挫折。他們也才能知道，如何把他們的影響力，擴散到更多弱勢族群。

收到稿子當晚，我就讀完「安安的一生」一文，作者的經歷，我都曾經歷過，讀來格外感動，因為我知道，在帶這樣的孩子過程中，信心往往被沮喪擊垮；希望也常常被無助所淹沒。但我也從本書看到，身為醫師的作者，因為自己孩子的身心障礙，有了另一種生命的學習，他受過這些苦，所以更能進入病人和家屬的世界，瞭解他們的痛。

而作者除了看病，更常像朋友般，去關心病人、聽病人訴說故事；更多時候，是他主動去邀病人說出自己的故事。這些故事，呈現一個又一個真實的生命，以及人生的喜怒哀樂。在我們的生活中，動人的故事俯拾即是，只是我們總是行色匆匆，忘了欣賞腳下花草和眼前的風景！

從這本書裡，我看到的，是一個對生命充滿熱情的醫師，作者娓娓道來的，不只是醫病關係，更是他對人的真心關懷。

推薦序

因為懂得，所以慈悲

荒野保護協會榮譽理事長／名作家　李偉文

這是一本非常精彩的書，卻很難歸類，這全得怪這位「怪咖」醫生。書裡每個故事，明明像小說般扣人心弦，叫人拍案驚奇，卻都是真實的事件。若說這是一個醫師記下行醫過程所感所悟的生命故事，文中又很自然的寫出許多醫學知識，與一般民眾日常生活作息密切相關的飲食消化道問題，在生動的故事中，不知不覺就吸收進去了。

這實在是因為惟陽兄說故事的功力太強了，簡直像古代說書人，帶著幽默與戲劇性的懸疑，讓我們彷彿跟隨著他，坐在時光機上，進入一幕幕生動逼真的人生現場，這些故事與對白，幾乎不用太多改寫與更動，直接可以變成電視連續劇的劇本，頒上銀幕，應該可以媲美《急診室的春天》或日劇：《救命病棟24小時》。

惟陽兄不只醫術精湛不斷進修，想盡辦法解決病患的痛苦，更難得是他有一顆體貼患者的心。我們常常會以「視病猶親」來形容許多醫生，但是真正要能做到，非常不容易，難在你必須離開醫師白袍的保護罩，離開診療間，進入到一般民眾的生活場景，貼進他們喜怒哀樂與痛苦徬徨的心靈，才能夠談得上視病猶親。

惟陽兄做得到這些，除了他自己的孩子安安生病過世，有過身為病患家屬的體驗之外，相信他從年輕時喜歡登山，走遍各原住民部落，同時又對於各民族語言與文化的興趣，幾乎也成為另一項專業，這在多種族融合的臺灣，實在是取得患者信任與親切感的「絕技」，看他如同相命仙一樣，鐵口直斷患者的祖先從哪來，住在哪裡，又是從事什麼工作，讓我也像他的患者一樣，佩服得五體投地。

書中的十多個故事，簡直是臺灣在地理及歷史因緣際會下，演化出豐富又奇特的美麗之島的真實寫照，不管是做法拍屋買賣的大哥角色；喝酒喝到肝硬化的鎮長；嫁到西班牙的原住民；或愛上西洋登徒子的眷村女生；移民到美國卻返臺看病的小氣黑狗兄。或世代務農的老人……，都真實的活在我們四周，這些人就是我們自己，就是臺灣人。

書裡最令我共鳴的是他那笑中帶淚，面對生命無常中顯現的豁達，因為懂得人的脆弱與堅強，所以呈現的慈悲與大愛，以及他如何在醫院各科壁壘分明的領域中尋求突破的努力。透過這些故事，我們可以讀到我們身處的這個社會以及生養我們的臺灣，甚至進而看到我們自己，以及屬於我們自己的感動。

自序

醫師對待病人，就屬你最怪咖

一年半裡，和妻女對著電腦螢幕時笑時淚時惋惜，回憶了一堆我門診病人的故事後，美麗的總編采洪要我自己寫些東西當自序，我倒愣住了。

細數我這一輩子的專業生涯裡到底做了些什麼堂皇偉事？倒好像只在證明我潛意識裡要振翅飛脫醫師這嚴肅行業欄籠的怪咖反骨。

風雨名山的醫學述作志業，懸樑刺骨的臨床研究，當然在我的人生年表上，入木三分的刻畫過。可是門診裡，有在蘭陽溪畔種瓜的病人，我會帶全家跟著去溪畔農田洗菜摘瓜；有在東澳捕魚的貪杯兄，我們跟著他上船去收捕定置網裡的漁獲；有水利、農業、建築各行各科的教授老師，我會纏著他們瞭解護岸河堤的工事、林業植栽的知識、和綁鋼筋攪水泥的技巧。有原住民同胞來診，我會一邊學泰雅族的語言，一邊要求他們帶我上山打山羊和飛鼠。

我記得有三次我在門診裡和病人聊啊聊，聊到門診大樓燈滅，警衛懷疑小偷潛入，緊張兮兮持警棍闖進門診。一次是興高采烈的和一位微積分老師一起導多重積分的公式，和討論場向量如何應用在證明弗萊明電磁運動原理；一次是和一位高中音樂班的同學比較國樂團裡用低音大提琴或倍革胡當低音的優缺點；還有一次是請教園藝師父如何在夏天裡斷根移植大樹，還有怎麼在樹根土球外灑雞肥當養分。搞得我周圍的同事好友常嘲笑：「全宜蘭縣的醫師對待病人，就屬你最怪咖。」

蘭陽平原，這個雪山隧道開通前的「後山」，有著我所醉心的鼎盛文風和民俗傳統，有百年來閩、客、原、外交流的傳奇軼事，還有從太平深洋到南湖大山、我最喜歡的高山鬱林碧海。就是這些新鮮事物，讓被從西部都會區吸引來的我更加好奇鑽研、處處摸索，更加讓醫院同僚覺得怪咖。在無憂的歲月裡，我常在想，是屆六十歲還是七十歲時，我要把在這片美好大地上的人文風土、點點滴滴，化為記錄？

民國九十年到九十六年間，愛子賦安像導師般翩然到臨，給我的家庭和桀驁不馴的我上了六年的生命之課。安安到來的歲月裡，沉澱了許多我對臨床專業和人生意義的浮面理解。

感謝賦安，他讓我更親身的接受心靈與肉體的極致試煉，更深刻的咀嚼喜悅、挫折和期待，更品味每一個發生在我身邊的生命詩歌。他讓習於當好奇怪咖觀眾的我，也嘗試當故事中情感激越的角色。安安之後，我對眾生苦難的眼光更加成熟。也因為安安，我認識時報文化出版社的昭平學姊和采洪。在安安過往的一年後，她們一起鞭策我以一個消化系醫師的角度整理我職業生涯裡的形形色色。

還有，安安的媽咪昭儀，無論是我埋首筆耕的這一年半，甚至是婚後的每一個晨昏，都默默忍耐支持，當我怪咖個性的後盾。當然，最重要的是每一位願意用「怪咖」的眼光看待、品味醫院人生的讀者。

民國九十九年八月溽暑於賦安居

Contents

推薦序

02 李惟陽又在搞怪了！ 林肇堂

06 他從不怕和別人不一樣 黃達夫

08 穿越病苦，更懂得愛人 陳長文

10 因為懂得，所以慈悲 李偉文

自序

12 醫師對待病人，就屬你最怪咖

第一章 醫・病・人・心

22 美麗與哀愁

我牽著她的雙手一起握住我的右手，蓋上被單，用左手引導她雙手慢慢摩擦我的右手，就像幾年前在金岳瀑布下的野餐一般。我柔聲在她的耳際嘗試：「乖乖！快快醒來，李醫師明天買巧克力給你吃。」

46 大俠張無忌搞不好是接生婆

「我每次在發燒寒顫的痛苦中都希望自己能死了算了。」看著他的痛苦表情，我在想，如果能夠不用再開腹手術，而能解決他或這類病患的痛苦，實在是功德一件。

60 窗漆剝盡覆古苔　一村青衿不相識

望著病榻上的團塊，實在覺得有點驚悚。她的軀體塞滿整個床墊的面積，兩隻手只好垂下床的兩側。肚子因為漲滿腹水而高高鼓起。兩隻腳胖得沒辦法合攏。水腫的小腿有著髒黑的色素沉積，腳底的厚繭裡還塞著些許泥巴……

78 三十年江湖塵揚塵滅

方萬添機關搶式的戴韶光父親的高帽，說他學養俱豐、說他業通人和、說他五湖四海、說他提攜後進、說他樹立典範，戴的高帽既高且快，快到連韶光都插不進話。韶光靜靜的聽，臉上無笑無怒。

94 安安的一生

安安在回光返照的幾個月裡，也聰明了，也懂得示愛給愛他的人了。他把握機會，主動用虛弱的力氣嘟起小鳥嘴，輕親所有的家人。然後輕輕的說：「爸爸，我要保護你！」

第二章 醫・病・人・心

120 玫瑰糠疹

「你瞧不起我？」氣氛急轉直下，醉漢這下雙手揪領，真的把我抬起來了：「我爛命一條，跟你拚了！」他開始猛力把手裡的醫師前後晃。我整件實習醫師服的明釦暗釦都被一枚枚扯斷，衣領外掀，左邊的臂膀都露出來了……

134
我不笨，我有話要說

我蹲在大籠子邊時，牠會高高興興站起來，像轉螺旋槳般搖著尾巴走向我，瞇著眼睛，嘴角上揚似笑，鼻子前動後動的嗅著我。我覺得牠就是電影《我不笨，我有話要說》（*Babe: The Gallant Pig*）裡的聰明小牧羊豬……

148
棒球棍與籬笆剪

不知道為什麼，我用干擾素治療B、C型肝炎的病人中，常都是小企業主最容易有論文上記載的憂鬱症的併發症。有加油站的老闆、有歐洲跑車的宜蘭總代理、有南方澳遠洋漁船船長、還有這位房仲業鉅子……

166
美國牙膏

他集合了許多名人的優點：蕭亞軒的眼睛，安潔莉娜裘莉的嘴唇，藍心湄的膚色，和澎恰恰的鼻孔。他矮矮的身子，永遠罩著先總統蔣公的風衣，戴著先總統蔣公的鴨舌帽，拄著先總統蔣公的T型拐杖，再加上布希總統的涼鞋。他的胸部有B罩杯的尺寸，肚子有小S孕味照的雄偉，可是他真的是「先生」。

178
鎮長檔

肝炎三部曲「肝炎——肝硬化——肝癌」這個病還真普遍。其普遍的程度，讓我一個小小門診裡就常有母子檔、祖女孫三代檔、夫妻檔的肝炎患者。……不過，前後屆鎮長檔的大概就這麼一對了。

194
象鼻子與臍帶

「我姓廖。李醫師確定胃瘻管比鼻胃管更能讓病患活得快樂，活得有尊嚴嗎？」站起來問的女性，面貌清麗中帶點風霜，可是樂觀的眼神中帶著炯炯的光芒。

第三章 醫・病・人・心

210 火鶴之舞

驀地裡吉他聲一個拔尖，突然沉緩下來。秀妹左腳外展，整個人下腰倚在弓箭步站立*Lucia*的腰際，兩雙眼睛柔然似水的上下對望。軀體動作自此戛然而止。隨著低吟的琴聲，兩雙柔荑纖指輪撥，幻化作四隻火鶴，時而交頸依偎、時而倆望互訴、時而纏綿共舞。

232 細姨路

「我和他在柴圍路約會牽了幾次手，」美滿自己拉了一張椅子坐下：「他爸爸就嚷著要帶我回家。我當時以為可以從良了，不必在旅館做女中，讓那些來泡溫泉的男人賊眼兮兮的瞟來瞟去。」

252 粉絲嬤

韓星裴勇俊訪臺時，眾師奶在桃園國際機場喧囂歡迎的陣仗有如迎接天主教宗；王力宏日本演唱會之行，臺灣竟有粉絲隨行出國。這看在一般男性眼中，還真是又羨又妒。可是月娥阿婆這樣緊跟著我，我感激之餘，是贏得綜合診療中心小姐的一些另類的竊笑聲。

266 門診命相學

「那不然我寶貝兒子的貧血到底怎麼來？」這個過度關心的宋媽媽已經杵在門診二十分鐘了！不管前後病人如何皺眉側目，硬是要我給她的高中彭姓兒子的先天性輕中度「地中海貧血（*Thalassemia*）」一個交代……

278 乾隆密碼

幾年來，一個智力和性格都退化得厲害的員山老農夫，叫曾慶興，每次來門診都夾纏不清，無厘頭下完一些指令，我們解釋完又要再問好幾遍，結案出診間後又跑回來喃喃自語，卡住門診……

第一章

醫・病・人・心

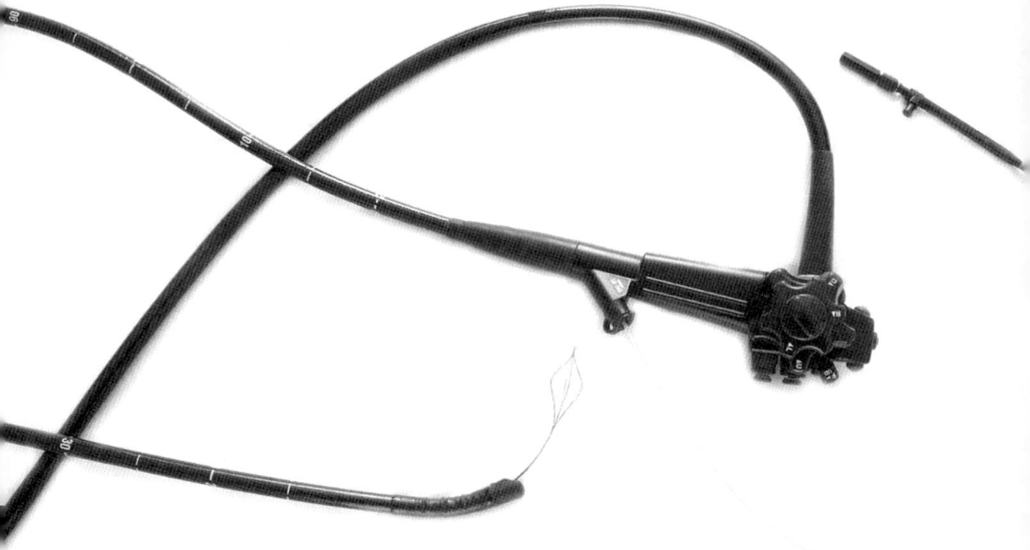

美麗與哀愁

吟芳的清麗絕美尤勝，已然不似人間筆墨所能描繪，詩詞所能歌頌。皙白的長瓜子臉，沒施半點脂粉，猶透著如凝脂的膚質。鼻樑高挺，兩眉月彎，襯著深邃的雙眸，流轉之間，彷彿天使……

無關乎情色、無關乎愛戀，正常的男性，甚至女性，都會對美麗的女性多瞧上一眼。可是在我這四十歲以後的生命中，這似乎就變得很淡了，不需要了！

認識松吟芳時，她還是個花苞初綻的高中三年級生。

十二年前的那早上，我被門診的吵雜弄得心煩意亂。寶蘭阿嫂嘀嘀咕咕，一直堅持要藥劑科上個月停用的複方維他命，任藥局藥師說破嘴也沒用，藥師打電話回診間求救；胃潰瘍出血的酒鬼薛文謹硬要我幫他開肝硬化的殘障證明書，好領勞保給付；我大聲要他戒酒回去上班，不要再讓父母妻小擔心。還有後座的幾個病患，竟然在診間裡打手機聊天，護士美雪要他們出診間等待，竟然還拉高嗓門，故意講得比我大聲。整個診間像菜市場一般。門外的門診綜合等待區也不遑多讓。寒流來襲的第三天，感冒的、肺氣腫的、氣喘的，咳嗽聲四起；心絞痛加劇的，頭痛懷疑要中風的老伯伯、老婆婆大聲要求插隊；還有潰瘍半夜痛醒等等的，都被老天爺使弄的天氣召喚過來[註1]。即使隔著診間大門，我還是覺得外面像火車站大廳。

「我跟你砍頭保證！戒酒半年，再世為人。」我聲嘶力竭勸這個不想工作只想喝酒的年輕人。

「我另一個酒友上次吐血，另一位醫師就很乾脆的幫他開重大傷病卡[註2]。」薛文謹回答時，我只覺門外突然漸漸安靜下來，門口幾百個人的聲音頓然消失。「李醫師，你為什麼就那麼小氣？」

「你其實只有脂肪肝，還沒肝硬化。戒酒就可恢復，作個有用的人，」我苦口婆心，一遍一遍申明：「何苦成為社會的負擔？」說完我把頭轉埋向電腦螢幕，不再讓他的眼光勒索我。

美雪又按了一下喚號鈴。門開門關，只覺得整個診間也安靜下來。

「拿潰瘍藥回去服用。就這樣了！」我仍然不願轉回面對他口中的酒氣：「下一號！」

「喔……」一向蠻橫的薛突然吞吞吐吐，起身踉蹌離開時，整個診間靜悄悄的，連他的沉重呼吸聲都聽得到。

「李醫師好！我是松吟芳。」一道稚嫩柔美的聲音傳進耳裡。

我不經意抬頭一看這個高中女生，和她背後的姊姊，突然覺得整個胸口如遭重錘，心臟劇顫，好像要跳出胸膛般。兩個人一走進來，塵世瞬間幻作天堂光華之境，讓所有身處其境，不及閃離的凡夫俗子自慚形穢。

整個診間似乎都在聖潔之光中模糊了，只剩姊妹倆在診間內、診間外芸芸眾人目光的焦點中。

「好美麗的一對姊妹花啊！」護士美雪當場忍不住癡癡的稱讚。

亭亭玉立的姊姊，約莫二十歲，眉清目秀，朱唇皓齒。她的五官，透著南島泰雅族千年來最美麗的結構，彷彿就是年輕歌手時的金素梅。

東方民族（Mongolian）大致分為南北兩區塊。中原以北，包括華北、滿蒙契丹、朝鮮日本、遠及因紐特人（Inuit；愛斯基摩人），以單眼皮、寬眼距、膨餅臉為主，故宮中的成吉思汗像，或還沒整型過的韓國人可為代表。至於元朝所稱之南人，包括湘鄂、百越、壯侗語族、以迄南島諸民族，則雙眼皮、輪廓深刻[註3]。其中尤以南島語系諸族最為明顯，在臺灣就是原住民。其實有些原住民同胞，黑白大頭照片把皮膚洗白些，就已經和西方印歐人種（Caucasian）難辨了！道光年間，英德商人登陸後山的宜蘭南澳，建立「大南澳國」[註4]。後雖因清廷施壓撤出，多年的墾殖已經在南澳地區留下許多印歐基因。吟芳的姊姊——吟華——的美，彷彿在傳誦這段西方海員與酋長公主通婚的浪漫故事。

吟芳的清麗絕美尤勝，已然不似人間筆墨所能描繪，詩詞所能歌頌。皙白的長瓜子臉，沒施半點脂粉，猶透著如凝脂的膚質。鼻樑高挺，兩眉月彎，襯著深邃的雙眸，流轉之間，彷彿天使。紅唇啟闔，若吐幽蘭。及肩的長髮，在顧盼間微揚。超脫凡俗，天使聖潔，讓人不敢起絲毫染指邪念。

我心中不禁輕吟：「皎若太陽升朝霞；灼若芙蓉出綠波。穠纖得衷，修短合度。肩若削成，腰如約素。延頸秀項，皓質呈露。芳澤無加，鉛華弗御。雲髻峨峨，修眉連娟。丹唇外朗，皓齒內鮮。」[註5]

一直到好幾年後，電影《明天過後》（*The Day After Tomorrow*）、《歌劇魅影》（*Phantom of the Opera*）相繼上映，女主角艾美蘿森(Emmy Rossum)在華燦歌劇中的溫婉之美，才讓我覺得稍堪比擬。

「我最近幾個月好端端的，突然有幾次陣發性的腹絞痛。」松吟芳的聲音打破凝住的時空。

「有沒有飯前飯後的差別？半夜或清晨會發生嗎？」我在失魂落魄中問。

「沒！突然間劇痛十幾分鐘，痛到天旋地轉般撐不住。突然間就又好了。」

所有生化、血球的數據都正常。腹部X光看不出異狀。連腹部超音波也如正常人一般。兩次門診後，我不得不為她安排胃鏡檢查，可是吟芳並沒有依約前來作檢查。後來我到外科病房照會時，才又看到她的身影。

「又突然大痛發作。我被送到急診處。」她術後疼痛已過，一派天真浪漫：「外科周醫師說小腸打結導致缺血，不開會爛掉破掉，所以只好開刀了！」

外科病歷上的病理報告上描述是小腸瘜肉。手術成功，她沒幾天就出院了。我也默默祝禱她能從此健康。

宜蘭唯一的一家誠品書局，有很長一段時間是設在當時縣內唯一的友愛百貨公司地下室。那段日子裡，全家週末都固定往友愛誠品報到。就有那麼一個週末夜，我下地下室前，看到一樓冷清的大廳中，某化妝品專櫃前滿滿都是顧客。奇的是，男的比女的要多些。好奇心驅使下趨前一看，原來松吟芳在這兒打工。她脂粉薄施，明豔無可方物，正穿著百貨公司的制服，努力解說產品。看到我也興奮的向我揮手招呼。

「開刀後這兩年還好嗎？」我問道。

「都不難過了！謝謝李醫師關心。」

「整個百貨公司裡就妳這兒生意最好。」

「大概是我解說的比較詳細，而且擋不住他們殺價吧！」她嫣然一笑：「有些人錢不夠，我還會先貼自己的薪水，讓他們賒哩。」「他們這麼愛這些東西，沒買到我會替他們難過的。」小女孩的口氣，就像擔心小朋友抱不到熊熊或芭比娃娃。

「我看是因為妳這位活廣告太吸引人罷！」我調侃道。

她伸伸舌頭，對我扮了個鬼臉，沒再解釋。

那是我這輩子看過最美的鬼臉。

三年後的暑假，妻帶著兩女到美國參加夏令營。整個夏天週末，我都自己開心愛的豐田可樂娜十年老爺車排遣。那天翻越蘇花公路到南澳金岳，正信步走在鹿皮溪畔，遠遠看見松吟芳一家人。她笑語吟吟，和爸爸、姊姊、姊夫，還有一位身材碩壯的青年，在瀑布邊野餐。

「這山豬肉是族裡最近獵到的，李醫師吃這塊！」吟芳遞上香噴噴的燻肉：「姊夫和我男朋友永明也捕到一頭山羊喔。」碩壯的青年點頭微笑為禮。

「永明家族是比亞毫社[註6]的貴族。」松爸爸很得意：「我們兩家聯姻，應該是 Klesan

氏族的大事[7]。」看得出松爸爸在族裡的地位很高。

瀑布下瀉捲起的谷風用點點濕露，拂弄吟芳稚氣、幸福的臉龐。獲得狩獵英雄的眷愛，應該是林間神話的美滿句點。

「媽媽為什麼沒來？」我禮貌問道。

「阿姨在長庚醫院接受大腸手術，媽咪去探望。」吟芳一邊回答，一邊像幼稚園小娃娃般，湊近我肩旁，抓起我的手揉搓：「谷裡有點冷！」幽香的秀髮，隨著風撫弄我的臉龐。

當著永明的面，我有點愕然，不知道如何行使漢人的禮教界限。

「吟芳說您是醫院裡對她最親切的醫師。」永明很誠摯的感謝。

「李醫師以後常和我們一起出來玩吧！」禁不住谷底日斜的陰寒，她苗條的身子微顫，兩隻手抓著我的右手塞進我外套的側袋摩娑取暖。她是這樣天真無邪，無憂無懼，把謀面數次的外人當家人，我都覺得我的扭捏是多慮了。

三度邂逅，她已然是芳年二十五，丰姿楚楚的少婦。

四年前，她透過醫院總機，主動聯絡到我：「媽咪得大腸癌，發現的時候，都已經轉移到兩側的卵巢，沒辦法開刀切除了[註8]。」二十歲了，還是叫媽咪。電話那端的啜泣聲讓人心碎。我主動幫她母親安排回母校臺大醫院的婦產科，解決骨盆腔的併發症，和兩側輸尿管的阻塞。

「沒有作化療。」吟華從臺大打回來的電話，滿是挫折：「醫師說作或不作一樣糟糕，沒剩幾個月，要我們出院回家。」「李醫師，可以回羅東接受你的照顧嗎？」

從幾個禮拜前去臺大時胖胖的松媽，迎回羅東時，已經骨瘦如柴。我邊幫她安排輸血，邊照會腫瘤科范景超醫師。

「李兄，葛金霞化療效果真的不會好。」范醫師知道我壓力甚大：「你也知道，化療藥 Oxaliplatin 會引起手腳麻木；Irinotecan 引起腹瀉；UFUR 的副作用是食慾減退、噁心、腹瀉。[註9]」

「標靶治療一個月要數十萬，效果又不能人人滿意。別說她家種薑務農，就是我家也付不起呀！」我嘆道。

當晚，我把十幾種常用於轉移性大腸癌的化學治療藥物的作用、副作用列了一張大表，約吟芳在醫院旁的餐廳說明。

「媽咪真的要接受這種痛苦？」吟芳的睫毛沾著淚珠；如一泓湖水般幽湛的眼睛，因蹙眉而更顯深邃。松爸則痛苦的把頭深埋在一雙粗壯的臂膀中。

我默默點頭，明瞭對馳騁深林中的民族，被束縛在充滿藥味的斗室中接受化療的痛苦，承受副作用的折磨，是多麼難堪。

以後的兩個星期，松媽還是在病房接受了化療。吟華夫婦、吟芳夫婦請假，輪流在床畔服侍。

星期四的上午，我依然忙碌在門診的喧囂中。吟華突然披頭散髮，破門而入。「李醫師，不好了，不好了！」吟華急得都口齒不清了：「吟芳上廁所時，突然解大量鮮紅血便，止都止不住，已經失去知覺了！」

我衝進內科加護病房時，松媽病房護士、加護病房護士、護長佩瑜，總住院醫師呂醫師和懷五個月身孕的林醫師等十幾個人正圍著一張床作CPR。鮮紅的血從忙亂同事的腳下流出病床。吟芳全身插滿管線，口罩氧氣面罩，胸部隨著護士一壓一放的綠橄欖球（Ambu-bagging）一上一下，心電圖監測儀上顯示雜亂的心跳。

「先來Bosmin（腎上腺素）兩支；」我大喊。這是死中求活，死馬當活馬醫了：「Jusonin（重碳酸鈉）再補五支；Calcium glucuonate再加兩支。註10」

林醫師跳上浸滿血漬的床為她作心臟按壓，我把氣管內管（endotracheal tube）插上，為她接上呼吸器。佩瑜護長吊上三袋全血，從三條不同的中央靜脈輸液線輸進吟芳身體裡。腎上腺素一支一支的加，代用血漿一袋一袋的輸，十多分鐘後，心電圖上還是亂線，絲毫測不到血壓。到最後，一雙瞳孔都放大了。十幾雙眼睛看著我，等我作決定。我腦海一片混亂，往日種種紛至沓來。

病房的自動門打開，永明和吟華夫婦迎上來，吟華已經歇斯底里了：「我妹妹有救嗎？」

我用沉默幾秒鐘代替宣判。然後說：「失血性休克太久，你們要有心理準備。」

永明壯如山的身軀當場僵在那兒，紅了眼眶。吟華突然當著門口幾十個熙攘探病家屬的面，跪了下來，兩手著地，對我一勁兒磕頭，沙啞的求道：「李醫師拜託救救吟芳、李醫師拜託救救吟芳。她是我唯一的妹妹了，你一定不能讓她死。我給你作牛作馬。」

我何嘗不希望吟芳復活？我一咬牙，轉身奔回床邊。這時同事們個個汗透制服，胸口腰際都是污血，或跌或坐，筋疲力盡。「拜託大家，我們再試一會兒！」我跳上病床，重新按壓她的心臟。大家又圍了上來。

也不知道又多少支的腎上腺素和重碳酸鈉過後，心電圖上突然回復正常的節律。「李醫師，血壓回到五十了！」護士孟薇興奮得大叫。大霸尖山上，泰雅祖靈垂憐，聽筒裡，終於讓我聽到一聲聲規律的心搏。

血壓一步一步上升到七十就止住了。佩瑜護長提醒我：「李醫師，松吟芳還在流血。」大腸鏡老早已備在床邊，可是鏡子一進大腸立刻就被噴溢而來的血遮住鏡頭，完全看不到出血點。

「必須請放射科用動脈栓塞術[註11]從腸繫膜動脈止血！可以聯絡何醫師嗎？」

「他好像最近幾天年休中。」護長回道。

我一顆心沉到谷底。沒止住血，血庫再多的血袋也會用完。難道大家好不容易的辛苦成果只能曇花一現？喔！隔壁博愛醫院放射科主任陳明聰是我臺大七年的同班同學！我忙打手機給他。

「立刻過來！」明聰很乾脆。他和我一樣喜歡爬山，有山友慣有的爽快。

「不好意思，要耽誤你午飯了。」我謝完，立刻聯絡救護車。

正午，一張床四、五個輸液架，叮叮咚咚的浩大移動。吟華雙眼哭腫，已經虛脫。永明緊跟在旁邊，也快要崩潰。上擔架推車滴血、下樓的電梯中滴血、救護車內滴血、從博愛醫院的急診門口到放射科的路上滴血。放射科手術門關上前，我握住永明的拳頭：「要撐住！我覺得有希望。」

永明仰頭大哭，徹底崩潰：「都是我的錯！都是我的錯！為什麼要鼓勵她去作人工受孕？一定是作太多次了，她的身體才會受不了！」

我打開正要掩上的門扉，探出頭來，驚愕道：「你說什麼？」

「李惟陽，快關上門，要開始了！」陳明聰從手術室內大叫催促。

吟芳冰白的四肢軟軟的從擔架推車上下垂到擔架外。午休值班人力不足，我雙手捧起吟芳的蒼白身軀，默默祝禱，安置在手術檯上。不是每個消化道出血的案例，血管攝影都能明確定出出血點。這個節骨眼，決定一切的還是運氣。

手術室裡，明聰和我綠袍綠帽，消毒被單。明聰和我在吟芳的左右鼠蹊部找尋股動脈下針，輪流嘗試幾次都失敗。血壓太低，動脈的微弱搏動不足以定位是最重要的原因。我看得出明聰的手微微顫抖。任何人面對這樣美麗的軀體，都會有相同的反應。

「明聰兄，最後一次了！讓我試試手氣罷！」看著將盡的血袋，我建議。

左手上的針尖一樣顫動，我深吸一口氣，暗求我從來未信的老天爺，對準右手指尖下的微弱搏動扎下。

鮮紅的血冒上來。「萬歲！中了！」幸運之神終於眷顧。明聰和我都很高興。

「明聰兄，這血都不是她的。」想到剛才驚心動魄的出血，和流水價般的輸血袋，我肯定的說。

接下來，明聰放導管進股動脈。導管沿股動脈上溯腹主動脈，進入上腸繫膜動脈的側支。「赫！升結腸有一個明顯的出血點！」顯影劑注入中，明聰立刻專業的指出兇手。我吁了口氣。這一刻，有九成把握了！

明聰把栓塞劑沿著導管送進靠出血點的動脈，像變魔術般的頃刻間止住滲血。血壓在術後收拾時，回升到一百一十。我再抱起吟芳時，她冰冷的身子已然有了微溫。打開手術室門，工友正在清理一路的血漬。永明和吟華迎上來。

隔天中午，佩瑜護長又緊急找我：「李醫師快來，我們又快撐不住了！」我擔心又大量出血，等不及電梯，從一樓飛奔到七樓加護病房。只見三、四個護士同事慌亂的壓住扭動的吟芳，其中一位正在用固定巾把她的手腳綁在床欄杆上。吟芳的手腕都是抵抗時的抓痕和固定巾鬆脫後的紅印。滿床都是她踢亂的醫療器材。

「真沒見過這樣的小女孩。」佩瑜護長揮汗道：「意識恢復一半，就開始掙脫，要拔掉所有的輸液線。」吟芳雖過二十，脂白中透著紅暈的肌膚、和清純稚嫩的面貌還是讓大家以為是小女孩。「別條線倒罷了。鼠蹊部這條救命用的動脈栓塞線要被拔掉，再出血就沒戲唱啦！」

我聽著吟芳無意識的嬌嗔，內容不外乎「老公你先走開啦！」「不要搶走我的洋娃娃！」「我要吃巧克力！」等等，暗自好笑，把臉貼到她的耳畔輕聲：「吟芳！我是李醫師。乖乖！不可以再鬧脾氣了。」

吟芳靜下片刻，在大家正要鬆口氣時，又開始奮力掙扎：「我不要！」「我不要！」

「我就是要吃巧克力！」「我要吃燻肉！」右手掙脫固定巾，在空中胡亂揮舞。大家又沒法度了。

燻肉！這兩個字眼貫入耳中，多年前金岳瀑布的淙淙聲彷彿又在耳畔響起。「乾脆把她的左手也鬆開罷！」在眾護士姊妹大叫不可中，我動手解開床左緣的固定巾。護長護士面如死灰：「完了！完了！吟芳會跳到床下。」

我牽著她的雙手一起握住我的右手，蓋上被單，用左手引導她雙手慢慢摩擦我的右手，就像幾年前在金岳瀑布下的野餐一般。我柔聲在她的耳際嘗試：「乖乖！快快醒來，李醫師明天買巧克力給妳吃。」一秒鐘一秒鐘過去，在眾人驚訝中，迷亂的吟芳僵直的手腳放鬆，整個人漸漸安靜下來，雙手如多年前般輕輕摩娑。

背後的護士妹妹們個個眉間露出嘲笑：「ㄏㄛˋ……」「詭異喔！」我嘆口氣，不知道怎麼說明。

隔天吟芳恢復神智，在一家族的歡天喜地中轉到普通病房。昏迷中的承諾也是承諾，我下午上診前把背後藏著的一大盒金莎巧克力變到她眼前。

「哇！好棒。」小女娃立刻搶到懷中，雙手護著：「是我的。」一家族都笑了起來。

「我們夫婦不知道怎麼感謝李醫師。」松爸松媽起身鞠躬。我急要松媽坐下休息。

「李醫師以後有什麼事儘管吩咐！」永明謝道。吟華在一旁喜極而泣。

兩天後，在Propofol和Dormicum的作用下，吟芳再度闔上雙眼，這次是安全的沉沉入睡了[註12]。永明陪在旁邊，我再次操作大腸鏡，要找出大腸中出血的元兇。永明震驚的看著八個兩公分大、外貌惡形惡狀的瘜肉散在大腸裡。其中一顆在升結腸的，覆著不穩定的血塊。

「前兩天就是這顆出血。」我皺眉判斷：「可是怎麼每顆看起來都不對勁，有變性（dysplasia）[註13]的嫌疑？」

花半個鐘頭的時間，我把它們一一切除，送病理科化驗。

「李醫師，我可以還有金莎巧克力嗎？」歷經生死關前的掙扎，出院後第一次回診，這竟然是吟芳第一件關心的事。我真為她天性的純真浪漫有點啞然。

「恭喜！化驗結果是良性腺瘤（adenoma）。」我印一張病理報告單給兩姊妹：「可是以後每年應該追蹤大腸鏡以防復發。」

「我不要！」小娃兒又使性子嬌嗔：「那多難為情。」

以後的兩、三年，儘管我託吟華三催四請，小吟芳還真的害羞不來。每逢有南澳來的病人，我都會問他們識吟芳不識？如果認識，會託他們去吟芳家提醒追蹤的事。可是一直石沉大海。我肯定她是扭捏不肯，倒不是忘了李醫師。因為被寵壞的小天使隔個三禮拜一個月的就會捎來一封簡訊：

「我又想吃巧克力了！」

「天氣冷的時候，特別想念李醫師溫暖的手。」

「媽咪過世前，有特別和我聊過李醫師呢。」

有一年全家帶著安安（見本書「安安的一生」一文）在蘭嶼過舊曆年，午夜夜闌人靜，我一個人徘徊在東清港邊吹海風，想到安安化學治療的艱辛，和智能遲緩的教育，總覺得老天爺給我和妻的功課好沉重。仰望雲影中的月光，眼中淚水滾滾打轉。一封簡訊進來：

「吟芳現在在南澳看著天上的月亮呢！李醫師一定也在看月亮吧？安安好嗎？希望他平安。加油喔！」

物換星移，安安過世轉眼已經半年。她在躲躲閃閃中再讓我在醫院見到，是在醫院停車場聖母像前。她沉魚落雁的美麗如昔，略帶風霜疲憊，微亂的衣裙說明了幾天沒回家。

「阿弟生病了！陳醫師說是肺炎，已經在小兒科病房打了一週抗生素。」

「阿弟？恭喜妳生了寶寶！」我略驚訝。

「那是領養我表妹的一歲小孩。我們好像真的不能生。」她拉著我坐在聖母像下的草地：「自從上次大出血後，永明就死了心，不再勸我試人工受孕。」

「人工受孕那麼貴。健保局又不給付。」如果我的印象沒錯，我周圍沒幾對不孕夫婦有足夠的經濟實力反覆接受這種治療。

「那是媽咪過世前的遺願。爸爸和婆家都很期待，咬牙一次一次繳錢。我也很過意不去。」

「妳一定是大家手掌心的寶。」我鼓勵道：「現在開始學著照顧別人也好，不知道有沒有學著成熟些？」

「討厭！李醫師老是覺得人家是小孩子。」撒嬌的語氣一如往昔的讓人忍不住疼惜。

「有了孩子，該有長期照顧他的責任感。」喪子之痛，讓我老成。我希望她以責任為重：「追蹤大腸鏡是妳健康的保障啊！」

路燈下，她比昔時更顯蒼白的瓜子面龐靜靜仰望著我、俯看草坪，仰望著我、俯看草坪，沉默了好幾分鐘。「我想吃金莎！」她終於開口。

半年前，一個高大的漢子坐在門診：「我想檢查大腸鏡！」

「大家聞大腸鏡色變。」我很好奇：「你怎麼會主動要求？」病歷上的名字是葛金虎。「你也叫葛金……」

「是的，我是松吟芳的舅舅。」他眼中盡是惶恐：「我兒子，吟芳的表弟，前兩天因為解便出血又被大腸鏡發現有瘜肉。」

「啊！Familial Polyposis Coli（家族性大腸瘜肉症）！」我大叫一聲，拍桌從座位站了起來。這時，我再沒這個判斷，實在愧對我消化系醫學會醫師的證照。家族性大腸瘜肉症是顯性遺傳。先是吟芳的阿姨、吟芳的媽媽、再是吟芳、最後輪到吟芳的表弟和吟芳的舅舅。這個魔鬼基因，在吟芳母系家族裡衝撞肆虐。瘜肉，由少而多，由良性而變性，終至發展成不歸路的大腸癌症。

隔天的大腸鏡證實了葛金虎的憂慮，他也已經有移轉性的大腸癌。把葛金虎轉去醫學中心後的將近兩個禮拜，我近乎瘋狂的打簡訊給吟芳，要葛金虎的女兒通知吟芳、找吟華通知吟芳、要每一個南澳來的泰雅病患通知吟芳。哪怕早個兩天、兩個小時、或是兩分鐘，我要把吟芳的瘜肉被魔鬼基因變成癌症前，一個一個切除。可是一次一次的努力，還是石沉大海。

一樣忙碌的星期四，我依舊埋首在診間電腦桌前，左支右絀的應接病人。突然間診間門口外又從熙攘喧鬧變得靜悄悄的。我本能的反應，衝出門外張望，門口站著的，亭亭玉立的可不是吟華、吟芳姊妹！

吟芳的臉更加蒼白，咬著下唇：「最近下腹絞痛，愈來愈明顯。」

血紅素下降到七點六，大便潛血反應呈強陽性[註14]。吟芳終於首肯大腸鏡的追蹤。

大腸鏡在眾多大小不一的瘜肉叢中穿梭，我一邊檢查一邊禱告、一邊心情下沉。這麼多的瘜肉，比起驚濤駭浪的四年前，豈止十倍？到了六十公分升結腸，眼前這塊環繞著腸壁的巨大潰瘍腫塊，在螢幕上汩汩滲血。我的視線漸漸模糊，眼眶中的淚水再也止不住。

【註釋】

註1 也因此，寒流來襲時內科各大次專科都相對要忙碌許多。

註2 取得重大傷病卡後，病患於醫療院所接受卡上登錄的相關疾病的治療時，可免部分負擔的費用。病患的肝硬化於併發肝癌、食道靜脈破裂吐血、或明顯的腦病變時可申請重大傷病卡。

註3 請參考Cavalli-Sforza、趙桐茂等學者之研究。

註4 清同治七年（一八六八年），英國人詹姆斯霍恩（James Horn）與德國人詹姆斯美利士（James Milisch）帶領數十名蘇格蘭、美國、西葡等西方人及噶瑪蘭人至南澳建立堡壘屯墾，成立「大南澳國」。霍恩不只娶泰雅族頭目的女兒為妻，更自行訂立法律。清廷交涉未果；同治八年，英國更出動軍艦到蘇澳支持霍恩。十月，因霍恩遭颱風船難而死，事件落幕。

註5 曹子建的〈洛神賦〉中對美女甄宓的思念。

註6 比亞毫社，於一百多年前至南湖大山與太平山間和平北溪上游居住。民國二十五年十一月在日人強制下全社遷移至

目前的碧候村。

註7 宜蘭縣泰雅族（Daryen）約略可分三支：南澳氏族（Klesan）：分布於南澳鄉大濁水溪（今和平溪）流域及寒溪村。溪頭氏族（Gnibu）：宜蘭縣沿北橫中橫支線之英士、樂水、茂安、四季、南山等村。卡歐崖氏族（Gogan）：自桃園縣角板山遷徙至松羅、崙埤兩社。

註8 從消化道的胃癌或大腸癌轉移到卵巢的腫瘤臨床上稱為 Krukenberg tumor，預後極差。

註9 這幾種是常用於轉移性大腸癌的化學治療藥。

註10 在急救中常用的藥品。腎上腺素促進心搏，並收縮相對擴張的血管，可以提升血壓；重碳酸鈉可以改善休克時的代謝性酸中毒。

註11 動脈栓塞術乃對供應某器官的血管，加阻塞物質阻住血流，使目標器官不再有血供應。消化系臨床上一應用於本文中之止血，二應用於肝癌之治療。

註12 無痛鏡檢乃用短效（如 Dormicum，藥學名 Midazolam）或超短效（如 Propofol）靜脈注射鎮靜安眠劑使病人短暫沉睡，以避免病人感受大腸鏡檢等內視鏡檢造成的痛苦。其特色為輕效速效，不降低血壓，不需呼吸器輔助呼吸。

註13 大腸瘜肉的黏膜由正常、逐漸有細胞核的變化、及結構的趨亂（tubular 柱狀及 villous 絨狀腺瘤），下一步導致惡性變性，最後就是癌症。

註14 正常女性的血紅素平均十二左右。大便潛血反應乃對眼觀無異狀的糞便，利用免疫法測有否人類血紅素的反應，藉以偵知微量的消化道內出血。

大俠張無忌搞不好是接生婆

我先以放射科PTC的技法，將已是黃膿的膽汁引流出來，讓她退燒。待得燒退兩週，再引外科的膽道鏡EHL破石術將每一條肝內膽管的結石，「逐巷逐弄」的擊碎，再用內科本家的ERCP技術，將無法由PTC清出的大碎石渣從總膽管清掃到腸道排出。清呼清，從她身上取出的石頭石屑超過五十顆，不明就裡的人，都以為拍出的照片是在煤礦場照的……

小時候念書，地理課本中大家琅琅上口的是：「東北有三寶：人蔘、貂皮、烏拉草[註1]」。少年時家鄉的長輩教我們：「恆春寶三種：瓊麻[註2]、洋蔥、落山風」。這幾年行醫的感觸則是：「國粹有三病：肝炎三部曲、鼻咽癌、膽道結石。」臺灣和中國大陸東南沿海省分，這三種疾病的流行率，簡直獨步全球。

其實，我之所以進入消化系的領域，和膽道結石不無關係。二十年前，我當第二年住院醫師時，消化系病房還在臺大古蹟[註3]中的四西病房。那時有個肝內膽管結石的病人戴先生從新竹來，每次住院都是標準膽道炎的「發燒、黃疸、右上腹痛」三合一症狀。有一次為他打完抗生素，他要我陪他聊聊天。

「你猜共開幾次刀了？」戴先生掀開上衣，露出腹部扭曲猙獰的刀疤：「七次！總膽管和肝內膽管的石頭掏了又長，長了再開。」「到最後，新竹醫院外科的章主任都不敢再動刀，把我轉介到臺大找林教授。還是一直在抗生素中苟活。」

他無奈道：「有一次，我輾轉痛苦，林教授不忍，介紹我去外科找一位他口中『青年才俊』的總住院醫師湯醫師。湯醫師看過林教授的手函和電腦斷層片，場面靜默了十多分鐘。」

湯很慎重的給我忠告：「我們臺大畢業的一位學長聞博才，人稱『外科聖手』，應該可以解決得比我好。可是他現在在花蓮慈濟醫院。」

「喔！我聽過。」我外科實習時曾到過花蓮慈濟，親炙聞醫師的俐落刀法：「這是好選擇！」

「我不遠百里，帶著湯醫師的信和電腦斷層片到花蓮，見了聞醫師。」戴續道：「聞醫師考慮來考慮去直搖頭。一聽說我來自新竹，突然如釋重負。」

聞醫師滿懷希望的說：「我介紹你一位我最欽敬的學長。他學養兼優，已經是新竹地區外科的燈塔。你就近去處理，最理想不過。」

「哇！一個比一個厲害！」我欽佩的問：「他介紹誰？」

「章醫師呀！」說到這兒，戴先生自己都笑了出來，眼角還泛著淚光。

「我每次在發燒寒顫的痛苦中都希望自己能死了算了。」看著他的痛苦表情，我在想，如果能夠不用再開腹手術，而能解決他或這類病患的痛苦，實在是功德一件。

到了第四年住院醫師，其實也就是消化系的第一年受訓醫師時，從論文中才知道這樣的技術是有的，叫膽道鏡微創手術。可惜當年臺大消化系的研究重心主要在當紅的幽門桿菌[註4]而不在這議題，單純的經胃膽胰道鏡檢（ERCP；endoscopic retrograde cholangio-pancreaticography）則有，微創手術（sphincterotomy with stone extraction）則無。我幾次找非常愛護我的林教授討論，他也頗有同感：

「膽道鏡微創手術一定要在臺大生根發展。」「目前臺大校友發展此技最出色的是市立臺南醫院的牟院長，論文等身。」林教授身具新時代的分子生物學科技，和日本時代學生對教授的恭謹：「可是老教授們仍有臺大獨尊的傲骨，怎麼可能明著答應臺大子弟到外頭學？」

開明的林教授當下和我商定，私下拜託牟院長，趁著師祖爺王教授到舊金山探望女兒，連夜趕到市立臺南醫院。在那兒的一週，我真正見識了經胃膽胰道鏡檢和經皮穿肝膽道鏡（PTC；percutaneous transhepatic cholangioscopy）手術的神奇，牟院長親切的指導說明下，我見識到他的「內／外／放射科」團隊一個下午可以解決五、六檯膽道結石的病患。那種醍醐灌頂之感，有若注入九陽神功。

回臺大後依樣建立起ERCP的操作模式，自己都覺得進步是一天一天有差。

金氏三十六史[註5]中，帶領明教朱元璋、常遇春和徐達諸教眾於元末起事的大俠張無忌，少年時因父母之故成為江湖名門的棄徒。憑著善心與努力，習得山洞內的乾坤大挪移、和張三丰的太極拳劍，揉合原有的九陽神功，三技合一，竟爾驅逐韃虜，建立千古功勳。消化系號稱「管窺」——總在腸腔內診治；放射科則從腸腔外的肝膽血管診治。若雙技合璧，豈非如太極拳劍加九陽神功，穴海盡通！那什麼是乾坤大挪移神功呢？外科醫師利用經皮膽道鏡，作破石術（EHL；electrohydrautic lithotripsy）吧。歷來三科醫師各擁一技，總是很少一人而融通其三。我其實崇拜張無忌之餘，也常苦思自己能否在臺大各科叢林的壁壘中，揉合「內／外／放射科」各家之技，真正解決戴先生的痛苦。

有一個週末，偷偷請在其他醫院放射科任職的大學同學指導，在自家腸胃科的手術室中操作經皮穿肝膽汁引流手術。當手術完美結束，正在清理器械時，輪職監督的主治醫師秦醫師進來，大驚失色，下午把我叫進他的宿舍痛罵：「你知道在臺大裡，各科都有他的分際和尊嚴嗎？」「你這樣惡搞，日後放射科不和我們合作，你擔得起這罪名嗎？」「我要給師長知道我監督的時段發生這種逆倫的行為，我日後升遷都成問題！你賠我得起嗎？」我被他趕出宿舍時，真有張無忌被江湖諸派誤解的悲涼感。

到羅東博愛醫院任職時，感謝許董事長和許執行長的大力支持，購足ERCP和PTC相關的手術器械。最幸運的，真的碰到太極張三丰！那時，東洋來的大田生穗，幾杯日本清酒過後，常一邊溫勉有加，一邊凌空比畫PTC和血管攝影的要訣。跟著他反覆操作血管攝影和PTC熟練後，真有氣走筋脈、逆行膽管、收放自如的快感。回想戴先生的電腦斷層片，已然易若反掌。

那年嚴冬裡，有個穿著寒酸，口齒不清，約莫四十來歲的高燒黃疸婦人從急診被轉進病房，電腦斷層裡滿滿的是大顆小顆的肝內結石和總膽管結石，比起戴先生的病情不知要難上多少。看她污濁的衣衫，邋遢的亂髮，實在沒能想像她有能力內科、放射科、外科一科一科尋求解決。我先以放射科PTC的技法，將已是黃膿的膽汁引流出來，讓她退燒。待得燒退兩週，再引外科的膽道鏡EHL破石術將每一條肝內膽管的結石，「逐巷逐弄」的擊碎，再用內科本家的ERCP技術，將無法由PTC清出的大碎石渣從總膽管清掃到腸道排出。清呀清，從她身上取出的石頭石屑超過五十顆，不明就裡的人，都以為拍出的照片是在煤礦場照的。整整兩三個月的時光後，膽道清爽無石，這個些許智障、流浪漢般的婦人也愈來愈健康紅潤，又在醫院前的南昌街上四處遊走。到我負笈美國學習人工肝臟前，傻呼呼的她，每隔一兩個禮拜都會拿一塑膠袋半涼的陽春油麵到我的夜診強迫我當場吃下。老實說，護士妹妹們懷疑那是乞討來的、隔夜加熱的、或是她嘗過的都罷，我心裡還是很溫暖。那畢竟是我行醫生涯中的第一個粉絲。

當年的加州大學洛杉磯分校是美國西岸最重要的肝臟移植中心[註6]，也因此我選擇這兒學習人工肝臟（Bio-artificial liver）[註7]的學問。想到肝臟移植後常有膽道狹窄的併發症，這家醫學中心必然有ERCP手術的中心。跟了他們中心主任貝德福德（Bedford）幾檯刀，赫然發現偌大一家醫學中心，還真的不太會處理西方人較少見的膽道結石。偶爾耐不住性子，出言點撥他們的研究員（fellows），都會被當成聖手，貝德福德主任也常在會議中稱讚臺灣來的靈感真實用，還道臺灣來的消化系醫師都同時會使太極拳、九陽神功和乾坤大挪移。

回國前，我臺大要好的同學——王醫師，已經把相關的技術精研發展，成為國內重鎮，並且桃李滿天下，成就遠邁林教授的期待。我也把學來的九陽神功（PTC）的技法自行由放射導引改為更精確、安全和快速的超音波導引。可是，我所將任職的羅東聖母醫院，古典的膽道學問，仍如沒被春風吹皺的一潭靜水。上任前，負責醫務的關副院長熱心為我準備太極劍（經胃膽道鏡；ERCP scope）和大挪移聖火令（經脾穿肝膽道鏡）。在當時保守的外科確實引起不小的騷動。

「怎麼可能用內視鏡掏膽結石出來？」外科前輩紛紛質疑：「關副您遇到的是騙子嗎？」

關副院長也是灰頭土臉，不知道會不會是遇到金光黨[註8]，投資的幾百萬元丟到大海裡。我記得第一次進放射手術室前，還得特地恭請關副到場旁觀。等兩個病人的膽石都順利拿出時，關副高高興興接走照好的彩色照片和X光片。隔天他就趾高氣昂的拿去外科晨會。

「怎麼可能？你這是從醫學中心拿來的片子吧！」外科前輩還是疑點重重：「這樣的醫師，怎麼會到我們醫院來上班？」關副又被質疑得灰頭土臉。

覺得意外的不只外科醫師，還有遍布蘭陽平原、山麓甚至雲天之上的Daryen（泰雅）原住民。他們積疾多年，從沒想到這病能不開刀治癒。我記得有一位從南澳來的高大原住民伯伯，膽結石卡在膽道口，在急診室殺豬般哀號了一晚。當完成手術，痛苦解決的那一刻，突然跪在檢查檯上，胸畫數次十字，口中念念有辭：「感謝聖母馬莉亞！

感謝聖母馬莉亞！我昨天夢見過世的張神父來告訴我，說我今天會遇到一個新來的高明醫師，我的多年痛苦終於能根治。」註9

時間會解決一切。一年一年，漸漸的，急診和外科都相信這家醫院有了這種技術，也互相成了依靠。外科什麼時候依靠我呢？當切除膽囊後，急性併發膽道滲漏膽汁、或慢性併發膽道狹窄時，外科醫師會請我暫時裝根膽道支架防止滲漏或防止狹窄。我哪個時機要拜託外科醫師呢？太大的膽道結石抓不出來！這就像自然生產時，太大的胎頭胎身過不了陰道口，只好改成剖腹生產。

對了！說到生產，使太極劍取膽道結石這檔子事，還真像接生哩。

若說胎兒是膽道結石，膽道便是容胎兒的子宮，取石網（stone retrieving baskets）自然就是產箝、膽道口的十二指腸壺腹（sphincter）的外觀還非常像子宮頸咧！

膽石還在總膽管內浮沉、未降到壺腹時，病人是不會感到疼痛的。這一如未至分娩期時的懷孕。當膽石降至壺腹口時，好比分娩前期胎頭降至子宮頸，病人開始有疼痛感。孕婦這生中最痛苦的經歷是胎頭正卡在子宮頸時，子宮頸被撕裂般的擴張；我們的病患最痛的那一刻，也是石頭卡在壺腹口，不論是自然下降還是被動的被醫師拉下。那是鬼哭神號、天崩地裂的痛。那一剎那間，我常跟男性病患鼓勵：「你要惜福。你終於能體會你老婆的產痛了！」嘿！還真的有男病患感動得流下淚來：「嗚……嗚嗚……，我以後要好好疼老婆大人。」

要是怕胎頭卡住呢？婦產科常會預防性的先作會陰切開術（episiotomy），以避免胎頭經過時，把整個會陰「扯爆」，傷口模糊，大量流血。嘩，我們練太極拳的，也作會陰切開術咧！為預防膽結石經過壺腹時，把整個壺腹「扯爆」，傷口模糊，大量流血，我們也要先作壺腹切開術（sphincterotomy），再拉結石。像到夠扯吧！

臺語諺語裡，形容只要瓶頸關鍵一過，整個事情就可順利完成，叫「頭過身就過」。如果婦產科醫師不太會解釋這句話，也可以問問我們消化系的啦！

有了太極神功，是很容易讓病患印象深刻的。結石卡在壺腹口一整晚，我們的術語叫「胎頭過大、產程過長」。你看到的病人都已經是筋疲力竭、殆欲斃然。那位南澳原住民伯伯就屬這型。這時，不管你是把胎頭（結石）拉出十二指腸內或甚至只是推回子宮（膽道）內，病人的疼痛都會在一秒鐘內緩解，對你五體投地！

另一種情況是整個膽道都化膿了，病人發燒畏寒。這時只要壺腹切上一刀，膿汁排除的當下，病人也是寒顫立止，又對你五體投地！

也因此，那些反覆發作多年的病患，日後再發時都會苦苦等待，指定要原來的太極拳師：「我就要找兩年前幫我清膽道結石的李醫師！」；一如產婦說：「我那一窩子小狗，都是讓周大夫接生出來的！」他們成為我終身的朋友，差不多到了「不離不棄」的地步。

三、四十年前，蘭陽平原是個醫療資源相對貧乏的地區，只少數幾個婦產科醫師夜以繼日接生嬰兒的結果，是我常看見醫院的護士妹妹、路上的草莓妹妹常對年屆花甲的醫師說：「周醫師您好！我們整個病房的護士都是你接生的喔。」在這個進步而醫療資源充沛的年代，要當那麼偉大的周醫師已經不太可能了。可是如果要說我這一生中，用九陽神功、太極拳劍等，幫自己定了什麼人生的成就，快掏完蘭陽平原老一輩膽道結石病患的石頭該算是吧！從十多年前每年平均一百多檯的病患，常在放射手術室治療到深夜，持續了六、七年，然後漸漸減少，現在一年約四、五十檯。衛生環境發達下，三十歲以內的新病患已如鳳毛麟角。

有時候，這些「不離不棄」的粉絲的忠誠度，就是我最大的滿足。有一個員山鄉賣茶葉的四十歲婦人，讓我接生出來的那一對又黑又亮的硬結石，剛好都一．五公分，簡直像「雙胞胎」。我慎重其事把它們交到她手掌心時，她興奮得不得了：「李醫師，我可以留下來作紀念嗎？」

「當然，那是妳個人的辛苦結晶。」看她那種不捨，我只差沒建議她幫這對雙胞胎命名。

「可是怎麼處理好呢？」她顯然肯定這對寶不能像茶葉般發酵。

「可以上亮光漆啊！可以拿去鶯歌問陶瓷師父怎麼加工啊！」她是這樣的信仰我的每一句話。面對女性的可愛念頭，我常不忘加點主意：「可以當鑰匙圈裝飾啊！或者當手機套的裝飾。」

「可是它們是一對耶！」老小女生邊把玩邊囁嚅。

我想想也是，總不能再建議她用「一對」手機，或隨身帶兩套鑰匙。

隔了半年，她特別到門診送我一罐玉蘭茶[註10]。她興奮的在我面前擺晃著一頭秀髮：

「李醫師，你看我有什麼特別？」

我坐在椅子裡，茫然看著猜不透：「剛換髮型喔？」

「不是啦！」她嬌嗔。

我又押寶：「新的上衣囉？」她穿了一件新綠的 Giodan"a"T 恤。我猜她剛去過南港五分埔[註11]。

「不是啦！」她開始有點生氣，頭髮左右擺得都揚起來了。

「哈哈！恭喜妳！好主意。」我終於看到了。

秀髮下，那一對一．五公分、烏黑發亮的耳墜子輕巧晃動著，閃閃誘人。

治療膽石有三寶：太極拳劍、九陽神功和乾坤大挪移！

【註釋】

註1 天寒地凍時塞在靴中，可以保暖的草。

註2 原產於墨西哥的抗旱作物，屬龍舌蘭科（Agavaceae）。日據時代引進，為製麻繩的原料。

註3 仿文藝復興式建築。大正元年由近藤十郎設計。於一九二〇年代為東亞最大的醫院之一。

註4 為導致消化性潰瘍的元兇。並被列為第一級的胃癌致癌物。

註5 金庸的武俠小說共三十六冊。時代自戰國（〈越女劍〉）至盛清乾隆（《書劍恩仇錄》）。空間則南極印尼汶萊（《碧血劍》）北達鄂霍次克海（《倚天屠龍記》）；西迄莫斯科（《鹿鼎記》）、中亞（《射雕英雄傳》）、伊朗（《倚天屠龍記》），東止遼東半島（《鹿鼎記》）。

註6 UCLA的Dumont liver transplantation center為世界最大肝移植中心之一。

註7 把豬肝細胞加入人工體外循環，讓肝衰竭的病人能利用豬肝細胞來代謝廢物及製造功能性蛋白。這種機器理論上用於肝衰竭而等待肝臟移植的病患，在未獲捐肝前暫時撐住肝功能和生命（As a bridging tool toward liver transplantation）。

註8 Conman：，先贏得受騙人信任、信託投資，再騙取其錢財。

註9 目前宜蘭泰雅族已少「祖靈信仰」，而以信奉天主教或基督教為主。

註10 玉蘭村和鄰近松羅村的山坡地是宜蘭的茶葉產地。現依地名為茶名。

註11 大臺北地區可批發便宜成衣的集散地。

窗漆剝盡覆古苔　一村青衿不相識

「那已是十六年前的事兒了！大夥兒第一次看到元蒸蹲在巷口香椿樹旁用烈酒把自己灌得不醒人事。」元蕤說到這兒，聲音又哽咽了：「元蒸醒來時，崩潰大哭道已經為阿德里安墮胎兩次了，阿德里安才告訴她他在荷蘭早有太太。」……

「509房三床，賀元蒸，四十三歲女性，進急診時動脈血的ammonia指數是三百四十七[註1]。」我查房時一邊翻閱病歷，一邊聽專科護理師靳惠汝報告這位新住院的肝昏迷患者，「又是酒鬼！」末了惠汝又帶上一句。

我望著病榻上的團塊，實在覺得有點驚悚。她的軀體塞滿整個床墊的面積，兩隻手只好垂下床的兩側。肚子因為漲滿腹水而高高鼓起。兩隻腳胖得沒辦法合攏。水腫的小腿有著髒黑的色素沉積，腳底的厚繭裡還塞著些許泥巴。我鼓起勇氣掀開被子作身體檢查，第一個映入我眼瞼的是雙乳下、腋下和鼠蹊部像紅苔般的濕紅對磨疹[註2]。

「賀小姐，請妳側身，讓我瞭解一下妳腹水的量。」我用一般醫師理性的語調。當病患側身時，有空氣的小腸會浮在腹水上，所以腸鼓音和水篤聲的水平交界線，就是臨床上判定腹水的高度。

整個病房裡，只有她濁重的打鼾聲回答我。我和惠汝有點尷尬。

一旁約莫四十五歲的女性突然拉嗓門大喊：「妹……子……！醫師要妳翻身啦！」我聞到空氣中些許的菸味。

隔了幾秒鐘，整座電動床上的肉山突然開始轉動，床四角的輪柱吱吱嘎嘎的響，好像鉚釘都要蹦出來了。「是醫生啊！要翻哪一邊？」身子翻向我這側，我終於看到賀小姐披頭散髮後面的圓臉，可真是滿面橫肉，臃腫到幾乎看不到五官。

「謝謝貴院喔！昨天我妹妹又被人發現昏倒在村門口，送到你們醫院。」她姊姊摀著嘴巴和我們交談，應該是為了遮住口中的菸味。

「哪個村子？」我邊翻病歷邊問，發現她每次都是肝衰竭被送進醫院，住個三、五天，肝毒素降低後出院，都沒按指示回門診追蹤。

「鳳陽新村啊！」那是羅東鎮郊，要去太平山路上的大眷村。取名鳳陽，不知道是不是大部分住戶來自安徽。「我們是典型的榮民家庭，我爸爸六十二歲才生元蓀。我媽媽是南投的布農族。」

「Mihuimi' san！」我用布農語和她打招呼。我早就覺得元蓀的輪廓比較深。

「Mihuimi' san！李醫師也是布農族？」元蓀很驚訝，不知道我多年在玉山山脈和中央山脈的雲端馳騁。

「何苦把自己的身體糟蹋成這樣？」上午作超音波檢查時，螢幕上顯現腫大卻粗糙的脂肪肝和腫大的脾臟。那是典型的長期酗酒造成的酒精性肝硬化。

「……」賀元蓀並沒有回答。

「天天泡在啤酒海裡，人生能有什麼意義？」我勸道。

「李醫師，謝謝您。」「我並沒有喝啤酒的。」她開口時，我突然覺得她和其他酒鬼不同，是很有教養的。

「李醫師您誤會了，」姊姊元蕤插進來：「我妹妹真的沒有喝啤酒。」

我有點生氣，科學上酗酒的證據在前，我討厭很多酒鬼這種睜眼說瞎話的態度：「難道喝的是小米酒？」高山原住民釀小米酒百年聞名。

「不是的，」元蕬躺在檢查檯時，腹部的積水壓迫胸腔，說話有點上氣不接下氣：「我平常喝伏特加（Vodka）和蘇格蘭威士忌（Scottish Whisky）[註3]。」

我檢查完畢，苦口婆心的勸她戒酒。我對酒鬼有一定的無奈，總覺得他們把自己弄得渾身是病，再要求全體社會納稅人付的健保費來醫療他們，實在說不過去。酒精性心肌病變的人，嚴重的可能要換心；酒精性胰臟炎若導致腹腔內出血、化膿，清創引流也是外科大手術；胰臟炎若慢性化，長期的疼痛、腹瀉和糖尿病都需要終身藥物；酒精性髖關節病變需要十數萬的人工關節；酒精性肝硬化、食道靜脈破裂吐血，在在需要高額的治療成本。更別說其他常見的消化性潰瘍出血、增加胰臟癌、食道癌的機率。我交代完這些併發症就讓她回病房了。至於她說什麼伏特加、蘇格蘭威士忌的，吹得天花亂墜的酒鬼我見多了，也懶得細究。

以後幾天，她的情況漸漸好轉。在醫院裡沒了酒精的誘惑，人越來越清醒，腹水消失了不少。查房中，我都向她強調：「戒酒半年，再世為人。」「藥救三分，酒傷七分。戒酒比吃藥更重要。」

「再喝酒就真的那麼難醫肝？」她的口氣有點撒嬌。

「其實李醫師不會根治妳的病。臺大、榮總、長庚、馬偕的醫師都沒效！」我恐嚇她。

「世界上難道真沒保養的辦法？」酗酒的人最希望兩全其美。

「美國、日本、德國的醫師也沒法兒醫！」我很肯定：「世界上只有一位醫師能治癒妳。」

「是哪位？」被脂肪眼袋塞成兩條縫的眼睛突然睜開。

「有一位姓賀的醫師。」我很慎重的說明。

「跟我同姓？難道是安徽的同鄉前輩？」小眼睛出現光芒了。

即使出身恆春鄉下的正港番薯[註4]，但小時在眷村邊的西松國小[註5]上學，各省的腔調都熟，我故意摹仿她父親的腔調：「正是安徽人，名叫元蓀。」

出院後的幾次門診追蹤，她倒是比其他酒鬼要遵守約定日期。就像客家人親近客家人、原住民親近原住民，即使到國共內戰，疲師東渡後的六十多年，眷村子弟遇到比較會「外省腔」的人，都會有莫名的親切感，賀元蒸也是。她開始喜歡和我攀談，有時談得深了，後號的病人還會催促。竟然有一次門診，她大庭廣眾下挑逗道：「李醫師，我如果聽你的話戒酒，你會不會喜歡我？」

有時我大膽些，會旁敲側擊她喝酒的原因：「從前家裡頭喝嗎？」

「眷村裡每個伯伯都窮得很。」

「母親布農族那邊？」

「媽媽到梨山工作時，被說媒嫁過來後，三十幾年沒回過信義鄉和社的老家幾次。」

「從前從事餐飲業嗎？」我手上有幾個飯館老闆和總鋪師病號，他們都有逐桌敬酒的悲哀。

沒有回答。元蕤從背後揮手搖頭代回答不是。

「總之，不喝就對。」我收話題，正要把她的肝藥整理好，按下電腦上的 Enter 鍵時，她緩緩回道：「三杯兩盞淡酒，怎敵他晚來風急。滿地黃花堆積。憔悴損，如今有誰堪

摘？」註6

「別扯遠了！李醫師夜診快看不完了。」元蕤可能急著早點送她回家，不許她再聊，用力把妹妹從我面前的椅子撐起來。元蓀的身子像極了我在洛杉磯求學期間，在聖莫妮卡（Santa Monica）海灘看到的白人肉塔，一邊陷在公園椅裡曬太陽，一邊舔食冰淇淋和甜甜圈。腰間的脂肪環，有人叫作救生圈、有人叫作米其林娃娃，層層疊疊，甩來甩去。我在想，如果有蒼蠅不巧飛停在救生圈縫裡，胖白女人伸一個懶腰，可能會被夾扁出汁。元蓀的肉塔也是走得這麼蹣跚，我覺得很心痛。可是更讓我驚訝的是，李清照的詞竟然在這樣邋遢的人口中吐出。

隔沒兩晚，我半夜三點被急診處急召回綜合診療中心。只見元蓀躺在急救推車上，一口一口血和著血塊噴出來，人已經沒意識了。急診護士和我們綜合診療中心的技術員忙著換加血袋。

「前天元蓀門診後回家，本來正要戒掉的烈酒突然又一瓶瓶倒著灌。」元蕤的聲音都發抖了：「主耶穌垂憐、主耶穌垂憐。」

不出所料，胃鏡螢幕上，食道下段的四條靜脈腫脹怒張，終於破裂註7，暗紅色的血汨汨噴流。我在血海中把噴血點結紮起來（endoscopic variceal ligation），並把幾處不穩的血管一併紮掉。

出血造成ammonia再度升高到四百多，在加護病房時，她一直在迷亂中譫語：「Kunt u me alstublieft helpen？Kunt u me helpen？」「Dank je！Dank je！」我為她檢查手掌拍顫（flapping tremor）[註8]的程度時，她突然無意識的用力反抓我的手：「Adriaan（阿德里安）！Adriaan！」

我大感驚訝，這幾句顯然是中歐的方言，和我熟悉的德文非常相近。在雪山隧道未通前，羅東不過是個沒落的七萬居民伐木小鎮。鎮外老舊眷村裡的邋遢女遊民，竟能使用日耳曼語系的方言。我能理解這幾句話是：「Could you please help me？Could you help me？」「Thank you！Thank you！」

在倥傯的加護治療中，我一邊犯疑，卻無暇再問元蕤這神祕的事件。一直到元蕤病情轉穩，轉到普通病房的第二天。

「又是這個酒鬼！」進病房前，護理師惠汝又加這句。

「噓！怪事。」我用左手食指按住雙唇，示意小聲：「這不是普通酒鬼。」

「Guten Tag. Wie fühlen Sie sich？」我絲毫不給元蓀心理準備，一開話匣立刻用我熟悉的德文招呼日安，並問她病情如何。

「Oh！」元蓀驚訝中，脫口而出：「Ganz wohl, danke. Herr Doctor！」回道一切甚好。

「所以妳會德文！」我好像偵探抓到犯人隱藏了好久的事實。

現場沉默了約兩分鐘。她在一眾護士、護生和住院醫師的驚訝中不語。

「哎！」元蕤嘆口氣搖頭道：「我妹妹更熟的是荷蘭語。」

為了更確定，我兩、三分鐘裡用德語問診，她則時而德語時而荷語應答。

怎麼可能呢？荷蘭的荷屬東印度公司統治臺灣已是三百五十年前明鄭時期之前的事了[註9]。民謠〈安平追想曲〉中「荷蘭的船醫」的後代早已泯然庶黎，語言何由微火相傳不滅？更何況她的父母雙方的背景，恰好和強渡黑水溝[註10]的多數閩南先民毫無瓜葛！

我還注意到的是，不像一般人沾沾自喜於表現歐美語言，除了開始一分鐘的驚喜，她似乎都是在沮喪中應對。

「李醫師，用中文吧！我實在聽不懂。」元蕤阻止我繼續用德文。

以後幾次門診，我嘗試用德語獵尋蛛絲馬跡時，元蕤都會橫加阻止。態度上好像是姊妹情深，怕妹妹受傷。可是，我感覺得出來，元蒸越來越信任我。

「李醫師好帥喔！」「你知道我最喜歡你的。」這些撩撥的話我在門診都很窘很難應答。

終於有一次，元蒸沒有出現，元蕤比預約日期提早一天到我門診。她推說妹妹有事不能來，託她來門診續藥。我看她閃躲欲言又止的神情，道：「請說吧！您有事要跟我說的。」

遲疑幾秒鐘後，元蕤放了一張四乘六的布面彩色照片在桌上。依色彩褪變的情形，估計這張照片至少有十幾年了。圖中有一位妙齡女郎，臉龐活脫是鄧麗君的翻版，有著甜蜜的笑靨。她著迷你短裙，身材曼妙，雙腿修長。

「這是……」我疑惑中，實在不敢肯定她的意圖：「您另外一位妹妹？三妹？」我懷疑她會不會告訴我這是死去的妹妹等等傷心故事。

「這是元蓀！開心的元蓀。」元蕤掉下淚來：「現在的元蓀心已經死了。」

我眼珠子差點迸出來，大感詫異。

「容我抽根菸？」我還未答應，她已經把菸點燃。我趕緊請護士美雪清場，請其他患者出去。

「這照片背景是？」她噙著淚水考我。

「南京東路、敦化北路交叉口附近的一座有名的玻璃帷幕商業大廈。」這座大廈有特殊的造型，國內外建築界都有名聲。東遷前，我家住敦化南路巷子內，對這座建築物自然不陌生。

「元蓀在這附近的荷商公司上班。這張照片是剛到臺北花花世界時同事幫忙照的。」元蕤一邊絮絮叨叨，一邊用微抖的右手把照片翻過來。背面有十四個娟秀的鋼筆字：「為誰憔悴損芳姿？濃香開盡有誰知？」[註11]

「啊！她酷愛李清照的詞集。她文學底子很深厚。」我想起那次她在門診低吟〈聲聲慢〉。

「豈止！她以第二名的成績從蘭陽女中畢業後，考取臺北知名大學的德語系，又以優秀的成績留學德國。」我越聽越是訝異，恍惚中元蕤的聲音繼續傳入耳際：「她學成歸國時，是我們整個眷村的大事。雖然父親早過世了，鄰居伯伯們還是為媽媽準備好長一串鞭炮放。恭賀道她比念軍校的男孩子們還有出息。」

她進這家全球性的荷商公司是這麼的自然。我想起從前在荷蘭自助旅行時當地居民的聊天：「德國對我們而言是泱泱大國。兩地語言又像，荷蘭在地製作的節目貧乏，幾十年來乾脆看德國播放的電影節目。」又想到我在省立新竹醫院的第一年尾，客家話就大致聽懂了。元蕤一下子就熟悉荷語，也是合理。

「她拚勁又強、理解力又高，又是全公司裡唯一能應接歐洲總部高層的人，沒三、四年就升到總經理身邊。」

「整條南京東路、敦化北路金融街一帶，拜倒在元蕤石榴裙下的男孩不知有多少。元蕤像花蝴蝶般這兒沾點一下、那兒招惹一下，從沒對誰認真過。可是總經理的兒子阿德里安（Adriaan）從荷蘭來找父親後，元蕤就瘋狂的愛上他。」

「阿德里安來臺灣沒一個禮拜，她就帶他回眷村炫耀，去逛梅花湖、太平山。」「元蕤大學畢業前，沒下過一天廚房。這下一會兒磨著芮伯伯學江浙菜、那會兒撒嬌要鄢伯伯傳授平津料理、要鄺伯伯作粵菜給她看。三年裡，怕風流的阿德里安碰別的女人，阿德里安要上舞廳就陪去舞廳，要到墾丁就陪去墾丁，簡直失了她自己的魂。」

「我們眷村一幫子同年齡的朋友也在旁邊敲邊鼓。幾次阿德里安到羅東來，村裡幾條巷子簡直像過年一樣大掃除，穿新衣。」「可是看到阿德里安隱隱嫌惡的眼神，我們雖然覺得不妥，也沒人敢跟興頭上的元蓀提醒。」

民國九十七年中視有一部蠻轟動的八點檔連續劇《光陰的故事》，演的是眷村的故事。我雖然已是移民臺灣第十一代的正港番薯，可是舊時西松國小同學住在學校旁婦聯新村的點點滴滴記憶，讓我對劇情頗有感觸，常心有戚戚的對妻女分析劇中各角。

其實劇中的陶復邦、汪茜茜、孫一美和朱磊，是導演王偉忠著意刻畫的典型，和我的印象深深吻合。眷村因為共同飄泊的痛苦，隻身孑然的貧乏，社群感情凝聚力極強。可是在民國五、六十年代，許多臺灣傳統產業還不願雇用外省青年的氛圍下，眷村子弟的出路是很狹窄的。陶復華和朱磊是顛沛流離的榮民父母，盡力要子女在聯考時代讀書成龍的例子：焚膏繼晷念完大學後，傾全家積蓄咬牙出國讀書。學成者要則進入政府公職體系，要則感嘆非中非臺的失根，滯美成家。朱立倫、胡志強、王建煊和宋楚瑜是前者最佳例證，我在建中認識的許多後來念工學院留學的學長同學則是後例。

至於念書不行，又不想進入幫派的，則多如陶復邦去考軍校官校。其餘的呢？父無鴻業、家無恆產，只好一波波匯集到觀念較開放的都會區，進入服務業或藝文界打拚者多如過江之鯽。演藝界的鄧麗君、蔡琴、林青霞、王祖賢、趙傳、張艾嘉、庾澄慶、劉若英、任賢齊是大眾知悉的。王偉忠、賴聲川、楊德昌則分為影藝、劇場和電影界的泰斗。文化界則有南方朔、朱天文天心姊妹、張大春等各領風騷。《光陰的故事》劇中的孫一美就是投入演藝界的典型。

而我最感嘆劇中的汪茜茜典型：愛慕虛榮，不耐眷村貧困，在ＰＵＢ認識西方人，經過糾葛不清的愛戀衝突，最終以悲劇收場的角色，今天竟然讓我看到活生生的例子。

「那已是十六年前的事兒了！大夥兒第一次看到元蓀蹲在巷口香椿樹[註12]旁用烈酒把自己灌得不醒人事。」元蕤說到這兒，聲音又哽咽了：「元蓀醒來時，崩潰大哭道已經為阿德里安墮胎兩次了，阿德里安才告訴她他在荷蘭早有太太。」「聶志航高中時暗戀過元蓀，聽完揚言要找幫派中的兄弟去砍阿德里安，元蓀邊號啕邊拉住志航。」「阿德里安不告而別的前一個星期，還帶她到歐美青年群聚的地下舞廳，元蓀一口飲料喝下就不省人事……」

我揮手要元蕤別再說了，我實在不能承受這樣悲慘的結局。

酒吧舞廳裡，一方是虛榮崇洋、作賤自己的小女生；另一方是好整以暇、占盡便宜的西洋登徒子釣客。你情我願、一夜即合。到頭來，十有八九是女生人財兩失。這種情形，不只臺灣媒體，連日本NHK都作過專題。

「元蓀死心眼鑽牛角尖，一直走不出來。這十幾年來，村裡和聶志航同年紀的這掛，有的去西部都市打拚，有的到大陸作生意發展，四散飄零，元蓀的死黨都沒三兩個了；村子裡剩下的長輩也都盡量不在元蓀面前提荷蘭的事，遇到相關的報導就把報紙藏起來或電視轉臺。連元蓀討酒喝時，也沒買過海尼根（Heineken）啤酒[註13]。李醫師您是高貴人，我這做姊姊的不怕丟臉，今天把這塵封的事一股腦兒的跟您說了，」元蕤誠懇的求我：「日後也拜託李大醫師配合好嗎？」

我在悔恨中答應。

十六年的春去秋來是什麼？是朝如青絲暮勝雪，是窗漆剝盡覆古苔，是戶前綠苗蔭滿庭，是一村青衿不相識。從光鮮絢麗的金融中心被帶回後山鄉下，粗衣齷齪、披頭散髮的醉躺在村子角落。十六年的絕望是什麼？在奔馳如電的光陰中，枯葉墜腐，美顏憔悴，心封古井。而這個白目醫師，粗魯的拂去塵網，打開古井，亂吹漣漪。

隔天，塔般的元蓀又蹣跚的到門診來追蹤和續藥。夏天裡，汗珠擠出在她蒼白肥胖的皮膚上。因肝硬化而擴張的微血管（spider angiomata）在胸口怒張，腰間衣衫遮不住的肉圈上盡是抓癢抓出的皮下出血斑紋。

「李醫師！我看你就是俊俏，」元蓀的一雙眼睛，還是被水腫的眼皮擠得只剩兩條線：「如果我今年真的戒酒成功，你怎麼獎勵我？」

雖然我半點不識酒，我還是答：「明年夏天許妳喝一小杯噶瑪蘭威士忌[註14]。」

【註釋】

註1 Ammonia為體內有毒的代謝廢物之一，原本由肝臟代謝清除掉。正常下，體內的濃度在七十以下。肝衰竭時，因無法清除之，其濃度會上升。

註2 對磨疹（Intertrigo）常發生於肥胖、臥床、衛生狀況差的人。主要分布於汗液易積蝕發炎的地方。

註3 兩種皆為穀物酒，都是在四十度以上的烈酒。伏特加甚至有高達七十度的。

註4 民國六、七十年代有一段時期，新聞術語上以「番薯」表臺灣人、以「芋頭」表外省人。

註5 西松國小旁原為婦聯四、五、六村及撫遠新村。這一帶的眷村主要為空軍眷舍。民國七十七年開始改建為國宅大樓群。

註6 句出自李清照的詞〈聲聲慢〉。

註7 肝硬化導致肝門靜脈高壓，進一步使屬於肝門靜脈系統的食道靜脈擴張甚或破裂。中國歷史上的吐血死亡案件多屬這種。和孔明鬥智、死於吐血的周瑜，當屬酒精性肝硬化；北宋被秦檜召回、吐血死於風波亭的岳飛，推測有C型肝炎併發的肝硬化。

註8 淺性肝昏迷時，腕關節因外力刺激而導致的徐緩拍動。

註9 一六六二年鄭成功驅逐荷軍前，荷屬東印度公司共統治臺灣三十八年。

註10 先民稱臺灣海峽為「黑」水溝。意指橫渡者常葬身其中。

註11 文出自李清照的詞〈臨江仙〉。

註12 香椿樹在許多眷村或老軍營口都看得到。北方人習俗以其青綠嫩葉為香料佐菜，猶如客家人之於九層塔、泰雅族之於馬告、達邦。因其生命力及繁殖力強，在四、五十年前克勤克儉的年代，眷村大量栽植。

註13 Heineken（海尼根）為荷蘭最有名的啤酒。

註14 宜蘭著名企業金車飲料公司所研發釀製的單一麥芽（single malt）威士忌酒，曾在國際間揚名。

三十年江湖塵揚塵滅

方萬添機關搶式的戴韶光父親的高帽，說他學養俱豐、說他業通人和、說他五湖四海、說他提攜後進、說他樹立典範，戴的高帽既高且快，快到連韶光都插不進話。韶光靜靜的聽，臉上無笑無怒。

在范景超醫師為癌症病友和志工所舉辦的望年會裡，他和我都坐在首桌。范醫師的腫瘤科，師承臺北醫學大學腫瘤科的「社會、宗教、志工、家庭」結合式治療，讓患者和醫院融合成一個互相照顧的溫暖大家庭，真正做到對癌症病患身、心、靈的照護，讓我十分佩服。我抱著肯定與學習的心情，參加他們在這鎮郊四合院的稻埕舉辦的望年活動。

熱力四射的表演進行中，他頭戴著聖誕老公公紅帽，遞過一張名片：「李主任您好，敝姓方，主持精緯建築師事務所。」名片上還燙金。除了建築師、還有獅子會、扶輪社、寺廟理事、義消、家長會長等常見的頭銜外，古董車俱樂部會長是最引我注意的。

「幸會幸會！」我天生難適應嘈雜的環境，舉起杯子，勉強應答。

「方建築師是我們縣裡的大善人，」景超兄的杯子遞進來：「這幾年來，常捐款聖母醫院和我們腫瘤科。」

「萬添兄熱心桑梓，令人敬佩。小弟代醫院和宜蘭縣民謝謝您了。」我平素敬重熱心公益的人，立刻打起精神。

「略盡棉薄、略盡棉薄。」他略突的雙眼一邊打量我一邊奉承：「聽范主任講，您是醫院消化系的臺柱，和他合作甚多。」「我的大腸癌多虧范主任悉心治療痊癒，對您們醫師濟世救人最是佩服。我也是B型肝炎帶原者，以後還請多照顧。」

「承您看得起，一定一定。」他抽身上臺抽獎、頒發貳獎前，我回應道。

酒（我是果汁）酣耳熱和載歌載舞間，我們愈聊愈投緣。

「建築師這行收入算是不錯。」方萬添的酒糟鼻泛紅：「以前確實風光過好一陣子哩！」他眼角的餘光看見景超兄離席到隔桌敬酒，壓低聲音說：「二十年前啊，一晚在舞廳酒店裡灑個十幾二十萬是常事。」「洋菸洋酒，舞女左攏右抱，夜夜笙歌，搞到身體敗壞掉。」

我的門診也多的是敗在酒池肉林應酬裡的社會菁英，我靜靜聆聽相同的故事，總覺得可惜。

「得了大腸癌後，以為一定會掛掉。天天後悔，夜夜許願。如果能痊癒，我一定痛改前非，回饋社會。」臺灣人的可愛，在信守誓言。許多善行善舉，都因許願還願而來。我好幾個茹素行善的友人，當初都是為了父母親、為了愛妻、為了子女病中發願。「現在大腸癌平靜兩年多了，是我該回饋的時候。」

我很感動，也和他深談了些我的病人的故事。表演結束，他約好要到我門診追蹤肝炎。

「改天兩家聊聊天、喝喝啤酒如何？」他溫暖的雙手握住我。

「保肝無撇步，酒少喝點是實在。」我臨行叮嚀兩句。

那天來我門診看肝，他興沖沖：「哇！令嫒小名叫大麥吧！她文筆很好。」

「呃……您怎麼知道？」我詫異道。

「我女兒若英說她們倆在清溪青年文藝營裡認識。」

「那你怎麼知道我女兒的小名？」我對家庭的事一直很低調，納悶道。

「嘿嘿嘿！我就是有線頭！」萬添的笑很神祕。

他愈說愈興奮：「若英說大麥的字好漂亮。」然後就開始稱讚他的寶貝女兒文才好、社團經營能力好。宜蘭高中的校刊，都是在若英手上出刊。若英讀宜蘭高中資優班，是在她們全校第二名，過關斬將，所向披靡。我開始覺得若英是他世界裡最大的榮耀。

「你一定很以若英為榮！」我將己心比他心。

方萬添胸膛一拍：「我要她繼承我的衣缽，接這家建築師事務所。」

「這種決定，在高二會不會嫌太早？」這回是將我少年時叛逆之心比若英之心。

「我跟她說，如果考上成大建築系，我送她一輛賓士轎車。」

「不可以對小孩自己該作的事，用金錢獎賞來鼓勵。」我大聲反對：「我們要給孩子的是釣竿，不應該是魚。她該自己當家教賺錢打工，才不負大學青春。」

「是是是！李醫師明曉事理，該給釣竿、不該給魚。」他立刻改口，可是顯然言不由衷。

「我還鼓勵她畢業去長春藤名校[註1]，」夢作的更遠了。「如果她上這些學校，我不只全額支持學費，還送她三百萬。」又提到我反對的期約酬庸。

「這樣好嗎？會不會耽誤她的青春愛情？」我其實想到的是臺北文昌街老家鄰居的女孩。咪咪當年法律系畢業後，沒在臺灣先考取應有的執照，先飛到紐約念法學碩士，並考取美國律師執照。不料回臺灣後，沒有臺灣的執照，竟落得只能在大法律事務所裡幫忙，月薪三萬好幾年。

以後幾個月一次的門診追蹤，他幾乎一坐下就談他的寶貝女兒。一直到她考上東海大學建築系後的半年多。

「唉！差成大建築系三分，」萬添解釋道：「所以就到第二志願東海大學建築系了！」真猛，若英沒填建築系以外的志願。不知道是她自己的意思還是老爸的。

「可是她現在是班上老師同學搖頭的對象！」萬添又笑得很開心。

「若英人長得甜美，又通情達禮，怎麼會讓人搖頭？」若英上次因考試壓力太大，消化不適來診時，我對她溫恭的印象非常好。

「老師說，這麼多年來，沒看過這樣每科建築專業科目都接近滿分的優等生。每次考完，她的高分都讓同班的低分同學加不了分哩！」吞一下口水，接道：「明年成大建築系的插班考，我猜她一定過關。」

不只寵愛呵護有加，我看萬添這輩子也只怕這個女兒。那次問診完，我正啟齒要問她學業如何，只見到萬添在她背後對著我猛搖手示意。我有點不懂他的意思。

「妳爸爸很疼妳呢！說妳明年夏天要插班考成大。要加加油啊！」我溫勉有加，還想跟她說我成大工學院那邊有熟識等等。

不料只見若英臉上寒氣漸盛，慢慢後轉向萬添。萬添當時緊張得滿臉通紅，手足無措。

「爸——爸——！」若英氣急敗壞，好像每根頭髮都豎了起來：「第幾千次了！你又跟別人誇我的功課了！」

「對不起、對不起，」聲音都吞吞吐吐了：「爸——爸的——錯。」

他實在是個有趣的人，走到哪裡公關作到哪裡。自從作了幾次腹部超音波檢查後，沒事都會逛到綜合診療中心和診療中心的小姐搭訕。內容呢？還是他的寶貝資優女兒。次數多了，我們小姐都戲稱他「資優爸」。

我很承他的情，為了若英認識大麥，他送過大麥一支鋼筆，並寫了張勉勵的信。社會的菁英、造福鄉里的善人、重義氣的朋友和愛女兒的爸爸。幾年下來，他幾乎成了我的完美偶像。

那天下診，在優生藥廠服務的老藥商熊盛友貼近聊天。熊是個感性的人，久混江湖，卻和我一樣喜歡偶爾捏捏陶、拉拉坏。

「李醫師，剛才在你門診聊天的那位，是姓方嗎？」他問得很謹慎。

「是啊！他是宜蘭的大善人，是我崇拜的對象之一。」我吐露了幾年下來的感受。

「善人？」他低頭沉思：「難道我看走眼？」「幾十年前我在一家凡德重工集團服務時，負責建築的方萬添是我的上司之一，因為帳目交代不清而被公司不續聘。」喃喃道：「這位的身材就是瘦了些！」

我心中打個突。「不會吧！你一定搞錯了。他的善行，連神父都知道呢！」

隔幾個月，全家剛從宜蘭市遷到我任職的羅東。一陣倥傯過後，我們全家歡迎有意參觀的方大哥全家到訪。想到鎮上五權建築師事務所的林韶光和表妹是加州柏克萊大學的室友，兩位都是建築師，自作主張起來，不如三家一起來個聚餐。大麥高一，聽聽不同於爸爸的「師」的行業，也算增廣視野。兩方客人聽說有同業家庭，俱各興奮。萬添也說要讓自己女兒和女性前輩多聊聊。

那晚微雨霏霏，我們夫婦在門口守候。林韶光的國產福特休旅車準時先到，女兒小羽苓在後座，輕盈晃動的駛進前院泥地；五分鐘後，方萬添家寬大的德國朋馳轎車駛到，若英前座、夫人後座，沉穩的再貼進來。

三方寒暄坐定飯桌，大麥、小米把外燴食盤的膠膜掀開，熱湯捧上，杯中果汁斟滿。小米是孩子王，和小五的羽苓聊卡通影片；大麥念的是自然組，可是和若英的話題還是繞著文藝營裡的點點滴滴。萬添則高談大陸近年來物流業的蓬勃發展，和他弟弟在成都的超級市場大發利市。韶光一邊應對，一邊愣愣的望著方大嫂，似乎在努力搜索遙遠的回憶。方大嫂中年福態，雍容文靜，頭低低依偎在方大哥身旁。

「我弟弟不像他哥哥，真正是一個帥哥。年紀輕輕就有才、有材又有財。」萬添意興遄飛，滔滔不絕：「可惜啊！咱們羅東的姑娘們都沒機會了，今年秋天要娶一個四川美女。」

有道是「到北京看牆頭（長城）；到長安看墳頭（漢唐陵墓）；到成都看丫頭」。成都出美女，我是久聞的。

「秋天我就要去囍宴上『坐大位』囉！」真是個以弟弟為榮的好哥哥。

「讓我正式為各位介紹，」放下手上的果汁，我清清喉嚨：「這位是林韶光。是我表妹在 Berkeley（柏克萊大學）求學時的研究所高年級學姊。」

「林建築師好！」方萬添總是禮數周到，遞過名片：「美女多才，真是建築界之花！」其實兩位相當，恰逾知命之齡。

「她的父親聽說是宜蘭縣境內建築業最有名的大老林××……」韶光一邊看名片沉思中，我一邊介紹：「韶光繼承衣缽，另創江山。」

只見方萬添微突的眼睛益發突出前瞪，閃過一秒驚訝，嘴巴開開的停住話題。但轉瞬間就又滿臉堆歡，滿嘴大陸話題。

我介紹另一邊：「這位是方萬添建築師，是宜蘭縣的大善人。」韶光的眉頭皺了一下。我續道：「他捐款聖母醫院不遺餘力。」

以後的話題，就是方萬添機關槍式的戴韶光父親的高帽，說他學養俱豐、說他業通人和、說他五湖四海、說他提攜後進、說他樹立典範。戴的高帽既高且快，快到連韶光都插不進話。韶光靜靜的聽，臉上無笑無怒。

一直到方萬添終於辭窮，又開始和我們夫妻聊起引以為傲的弟弟。韶光轉過頭，好似姊妹淘般，和若英聊學校的生活和建築學之趣。這一晚，文靜的萬添嫂的頭沒抬起來過、嘴唇沒有張開過。

話題將盡之際，萬添兄嫂禮貌的起身告辭。韶光結束和若英的娓娓交談，也起身襝衽告辭。韶光很肯定妻對發展遲緩兒的盡心，平時也會犀利的討論子女教育問題。可是今晚方萬添口若懸河，不知她是否不及應對。

「萬添嫂好靜！」上床時，我對妻說。

隔天下班回家已經九點，兩個娃兒早已落巢讀書，妻陪我吃晚餐。

「你知道今天韶光打電話來和我聊了兩個鐘頭？」妻起了頭。

「聊這麼久！她平常蠻乾脆直腸子呀！」我用舌頭，把左邊臼齒裡的腸旺送到右邊磨。

「她敘述了二十多年前一件發生在宜蘭建築業間轟動的往事。」

「什麼？」這秒鐘我下班的疲憊沒了。有道是「生命誠可貴，愛情價更高；若為八卦故，兩者皆可拋」！

「萬添嫂自年輕就在老林建築師事務所上班，頗得老先生的喜愛，當作家人般疼。」老婆開始講古：「整個宜蘭縣境最大的事務所內，聯絡客戶、收款匯款、舉辦研習會、發餉給工人等等行政，老人家都信任她負責。」

「嘩！這麼有淵源！」

「韶光小她幾歲，但兩人感情很好。韶光出國念書前，兩人常一起吃飯聊天，有時還一起在韶光的房間午睡。萬添嫂年輕時苗條美麗，因為近年來變胖，韶光還一時不敢確認。」

「難怪那天韶光看了她好久。」「那為什麼沒相認呢？」

「恐怕很難了！」妻難得弄起玄虛來。

「林家對她那麼好！」我一時猜不透。

「就是對她太好。」「老人家還想幫她作媒找年輕建築師對象呢。」

「可是萬添嫂當時不為所動，倒是和一個高職畢業的年輕的工地主任眉目傳情。」

「戀愛自由，也沒什麼啊。」我少年時也受過長輩橫阻之苦：「這年輕人一不是很帥、二就是很有口才！」再把右邊臼齒磨一陣子的腸旺滾回左邊。

「當時韶光已經在國外念書，沒見過這個青年。」妻答選擇題時還蠻有信心：「搞不好是第二個原因吧！」

「可是萬添嫂和工地主任突然一起離開老先生後，老先生的客戶就起了變化。」「韶光回憶道，民國七十年代初期全臺灣建築業景氣大好，可是許多合作多年建設公司的案件都臨陣被無故撤銷。她爸爸也很納悶著急。後來才聽說有一個年輕人，不知怎麼的，清楚知道林老建築師的人脈網絡，一一上門苦求，都用更低的價錢標圖，也都保證找得到正牌建築師事務所蓋章。一些安全性堪虞的、不合建築法規邊緣的設計圖，也都保證運用關係打通。老建築師觀念保守，審圖太一板一眼。建商被超低價所誘，又能多占便宜，就都轉向年輕人了。」「就在老建築師生意蕭條之後的某年，縣內建築師的尾牙聯誼會，老建築師赫然發現這意氣風發的年輕人，旁邊依偎著他所曾經疼愛過的小女孩，萬添嫂！」最後三個字，妻字正腔圓的發音。

「嘩！那這個年輕人的名字不就叫？」萬添的粉絲大叫，嘴裡的腸旺掉了出來。

「韶光說，她們全家永遠記得這個名字——方萬添。」

「唉！三十年江湖塵揚塵滅。」萬添的粉絲感慨道。

「方萬添縱橫東臺灣建築界，旗下建築師眾多。他狠勁夠，可是心靈的底層，還是很自卑的。」妻一邊再為我夾一份腸旺：「多年來，他一直想擁有一張合法的建築師執照。」

「難怪……」我沉吟：「他對女兒繼承衣缽的期待這樣高。」

「聽說全縣的建築業都約略知道她愛女甚深。」

「韶光頂著柏克萊名校建築碩士的光環回到後山，另立這五權建築師事務所，專接高難度建案。」我嘴裡磨著這條新腸旺：「保守正派！據我瞭解，其實地方上也相當有名氣。」

「史家稱：『韶光』中興！」妻接嘴。

「我真豬頭，全天下的家庭聯誼不辦，辦到他們兩家。」

「是呀！韶光也說你很豬頭。以後，只要又牽涉到方萬添的場合，就不必跟她提了！」「親愛的豬頭！豬嘴裡的豬腸該吞下去了。」

其實雙方都是豪爽之人，我也不知孰真孰假。可是那晚之後兩年，我再也沒在我的門診見到方萬添了。一直到有一次，診療中心的小姐告訴我說：「資優爸今天下午來追蹤超音波嘍！」

「不告訴我，」我有點失落：「我好久沒聽他吹牛了！」

「資優爸這兩年的 B 型肝炎帶原追蹤，都改找陸醫師了。我們問不出八卦，都笑猜他一定得罪李醫師你哩！」

老實說，我聽到後，覺得有點內疚。

三個月前的門診，范景超的電話又來了。

「惟陽兄，這回又要拜託你作肝腫瘤燒灼了！」

「遵命！請發招。」我和景超間都用江湖話。

「是大腸癌的病患。放射治療後，他大腸的原發位和大部分肝臟的轉移都已經消失。只剩肝門處的這顆四公分的頑固腫瘤，已經對放射治療產生抗性。這種情況就要有勞大哥了！我現在要他去你的門診。」

「謹受教！病人的名字？」

「也是特殊，兄弟都得大腸癌。」電話那端，景超一個字一個字清清楚楚：「萬鴻志，是方萬添疼愛的弟弟啦！」

「方萬添不是消失了嗎？」我疑惑道。

「沒呀！他還是常在我的門診東晃西晃、誇他女兒啊！」唉，景超的回答，證明了這一兩年他在躲著我。

我心如刀割：「可是為什麼弟弟姓萬？」

「聽說，他們幾代赤貧，方萬添的爸爸是入贅方家的。」電話中還有啜茶的聲音：「也因此，方萬添特別疼愛這個相依為命的弟弟。聽說從小萬鴻志的學費、生活費都是老哥工地籌措來的。」

應門進來，郎才女貌，印證了兩年前方萬添的誇耀。高大挺拔帥氣的萬鴻志，旁邊伴著模特兒身材、面貌姣好的嬌妻。萬鴻志文質彬彬，臉色因治療而略顯蒼白，看得出從小沒有做過哥哥做過的粗重活兒。

「李醫師高明。」蜀渝腔的國語，從眉頭深鎖的嬌妻口中發出：「我的大伯萬萬懇求您高抬貴手。」

「妳大伯呢？」我還是很期待。

「大伯說現下剛好有事，不及親身伏乞。來日一定登門感激。」這姑娘一定出身書香世家。

我在失望中，幫萬鴻志安排三天後的燒灼術。

萬妻掩門出手術間等候，萬鴻志在鎮靜術中漸漸睡去。技術員小姐把鴻志肚皮上我要進針的地方消毒多次後鋪上無菌布單。帶上無菌手套之前，我腰間的手機響起，一封簡訊傳進來：

「李兄大鑒：尊府海宴，一別數年。兄雲情高誼，未及相報，甚感抱憾。弟只您診療檯上鴻志這個親人，終身相依。萬請珍重治療，來日必圖結草啣環。弟萬添拜。」

【註釋】

註1 長春藤大學聯盟（Ivy League）指位於美東新英格蘭地區的八所學風優異的貴族大學：Brown, Columbia, Cornell, Dartmouth, Harvard, U Pennsylvania, Princeton 及 Yale。學費極高。

安安的一生

安安的一生，充滿痛苦。

新生

昭儀懷孕時，婦產科鍾醫師說兩邊腦室不一樣大。三十八歲懷孕，還是男生，我們緊張得不得了，一路打聽回臺大。臺大學弟說沒關係，我們也就歡天喜地的繼續懷孕。

那是在大颱風風雨夜破水，全家興奮的搜抓住院要用的家當衝到醫院。小米、大麥窩在我的值班室裡，聽著雨聲。5:48am，迎接小王子的到來。

安安剛出生時，大大的眼睛讓我們印象深刻，唯一奇怪的是瞳孔並沒有骨碌碌的轉動，偶爾的僵笑似乎早於發展——老天爺給我們的第一個暗示！

在剛開始的一年，是他生命中的黃金期。隨著初紅褪去，皮膚皺摺消失，幾個月下來，活脫是個小天使，伴著咯咯的笑聲，不知道在多少長輩懷中捏過來抱過去幾次了！只是似乎在歡喜中，我們忽略了七坐八爬和發聲的延遲。

幾次大哭不止，我下班疲累心煩，想兩個姊姊都是訓打成材，不意百訓不止，也覺得奇怪。

驚蟄

第一次發作是一歲半，在礁溪公共造產的溫泉池裡。昭儀一如往常的抱著酷愛泡湯的安安窩在池裡，突然發現安安兩眼上弔，全身癱軟。儘管她警覺癲癇的可能，我還是樂觀的歸諸良性的熱痙攣。

第二次發作在下北宜公路時，在皎潔的月光下，全家在震驚中看完整個發作的好幾分鐘過程。看到安安發作完無助呆滯的眼神，全家的心情因痛苦而緊緊結合在一起，一起唱著他愛聽的〈虎姑婆〉和〈大象的鼻子〉哄睡他。

為了幫他找癲癇藥，在同學林思偕介紹下，認識了王傳育醫師[註1]。從 neurotol, tegretol, depakin, lamictal 到 topamax，幾年下來，藥物屢調屢敗，一週兩次的痙攣準時報到。每次發作，都是一次家庭震撼。每換一次藥失敗，都是深沉的絕望感。夜夜昭儀夢中驚醒，探安安的鼻息，怕痙攣後氣道阻塞停止呼吸。氧氣筒更成了黑牌護士媽的常用武器——比正牌醫師爸還熟。

在這段時刻驚悚的難熬日子裡，全家只能禱告上天憐憫、減少發作次數。每個月統計次數，次數多了，各自垂頭喪氣；次數少了，夫妻兩人心知興奮，也不敢講出口，生怕「破功」。

難治性癲癇的論文念得多了，絕望之餘，念頭是如何克服。找了材料學專家劉典謨教授[註2]、經大表哥介紹認識蘇文鈺教授[註3]，發下宏願要發展痙攣當時能局部注射高劑量藥物至中樞神經的給藥系統。整個團隊走走停停，不能稱順。一直到託東洋蕭老闆進口 Zonisamide 才見改善。

感謝昭儀復健專業的背景。其實癲癇未發作前，安安開始學翻身時，不協調的動作、重覆看手和執著圓形玩具，久爬不走、以及不開口說話等等徵兆，就讓昭儀懷疑有發展遲緩。但我心中仍暗藏希望——大雞晚啼！直到電腦斷層攝影顯示了額顳葉部分腦回有皮質異生（cortical dysplasia），證明了發展遲緩的先天性。心中的希望終於徹底破滅，開始認真的踏上漫長的早期療育之路。

我好希望我不是醫師，看不懂醫學資料；昭儀好希望自己不是治療師，看不懂孩子的發展，終身抱著治癒的希望！

一次全家在武荖坑溪盡性玩水後，安安高高興興的牽著我的手踏水而返。我想試看安安沒人攙扶能不能自己開步。他看著離五公尺、十公尺、二十公尺遠前的老爸，雙腿僵在溪底，一臉茫然。任憑我們離遠到兩百公尺，聲聲誘喚，安安仍站在溪水裡，不知如何跨出第一步，直到打盹。我氣急敗壞，邊斥喝邊扯安安，安安一路跌跌撞撞，嚇得大哭，直到我心軟肩負他。

去九寨溝時，安安蹣跚穿著厚重的大衣。只因我強要他過個兩公分高的斜坡，竟然毫無反射動作的趴跌在地上，整個臉都是擦傷。

成長

「頑固性癲癇」及「發展遲緩」的雙重打擊，讓我們全家開始漫長的「在家特殊教育」。

感謝大麥、小米兩個姐姐，用她們四年的成長，陪伴她們的寶貝弟弟復健。從基本的平衡大球、推輪胎、滑板、翻筋斗，到三輪腳踏車的雙腳協調，到涼夜裡走宜蘭河堤斜坡、員山公園的長階，到歪歪斜斜的爬山、溯溪。兩個姐姐、爸爸媽媽，四個人好像張龍趙虎王朝馬漢。

認色、認數字也是挑戰。昭儀費盡心血設計，安安在溫泉池裡要數到五十才准起身，爬五峰幽谷斜坡也得數到五十時爸爸才背！聽著安安輕聲遲疑的數數，又唯美又好心痛。

安安只有大關節動作而無細動作，起初雙手只會握不會捏、夾。昭儀買了好多鮪魚糖、海苔片，誘安安一枚一枚練正常人看來平凡無奇的撕捏動作。婦嬰店裡的各式筷子訓練夾，也不知用了多少副。穿脫鞋襪更是千錘百煉才學會。

各種玩具，買了兩個姐姐擁有的好幾倍，但無法控制使力，沒幾天就會磨壞。排玩具積木和拼圖，在別的小孩是樂趣，在安安是酷刑。安安的挫折忍受力差，每每拒絕一點點新意的小挑戰，母子雙方都要撐到虛脫，積木還沒堆三個。一個晚上幾個小時下來，昭儀常氣苦垂淚。

說也奇怪：安安動作遲緩，可是和爸媽洗澡時脫衣服褲子之快，可以算是天才！他喜歡享受光著身子時，我為他洗頭髮，擦拭身體的溫馨感。也一直學習如何握著肥皂抹完全身，再把身體分成好幾部分，一分一分抓乾淨。

讀書講故事，聽唱童歌CD，是為了讓安安習慣較長的語句和前後的邏輯。安安體會到聽故事時間就是依偎在爸媽姊姊懷裡享受溫存的時光，也會主動拿一本書到我身邊。有時候早起床，還會自己坐在窗邊小桌旁自己挑書翻。

安安記性好，幾次下來就能接句子。姐姐哼「三輪車」，他會接「跑得快」。姐姐接「上面坐個……」，他會再接「老太太」。即使遲緩，從發聲到聯綴字，到短句，每次不經意的小句子，都是姊妹爭相傳告的驚喜。

「巧虎」是他最愛的系列教育CD，百看不厭，不只其中的每一首插曲，全家都能哼唱，要安安乖乖時，巧虎也是最佳精神領袖。

找幼稚園，是我們親子面對社會的重大挑戰。所幸安康所長願意收留，遇到瑞萍老師耐心用心，慢慢的安安還是習慣了上學的日子。

每天早上，媽媽訓練安安從拉小凳子坐下、到鞋櫃拿鞋鞋、穿襪子、穿鞋鞋、背書包訓練。到學校後脫鞋，放鞋子到鞋櫃、放聯絡簿、掛書包、放餐盒、放水壺。每次送安安進教室，看他依戀的眼神和嬌小的背影，都會萬般不捨，不知道會不會想媽媽？聽不懂老師的話會不會哭？同學會不會不理他、欺負他？

小班就不太跟得上，謝謝瑞萍老師願意到家裡幫他「補習」。班上還是交得到朋友。下課時，一樣在園中的滑梯、盪鞦韆、攀爬網、獨木橋（從一趟三十分到一趟三——五分鐘）玩。但到了中班後就漸漸跟不上其他人的成長。常一個人靜靜坐在角落。

安安因為朋友少，家裡的狗狗米巨（Mischief）就成了他重要的伴侶。彷彿知道小主人的處境，安安到陽臺時，米巨會靠過來乖乖讓他摸、讓他揪耳朵拔狗毛、讓他抱著親。

小天使

安安的每一天，都像是小天使般穿梭在家中。

晨間，比投射到床上的晨曦更令我悸動的便是耳邊安安早醒時「爸爸早」的輕喚。每天起床，帶到廁所尿尿。是我和他最親近的時刻。家裡男生是少數民族，父子掏雞雞比誰尿得長、尿得遠，特別有革命情感。

安安的愛家、勤作家事、慷慨，是與生俱來。即使發展遲緩，天天跟在勤做家事的媽媽屁股後，每當看到掃帚就會乖乖自己去掃地，在馬桶邊會自己洗馬桶。客廳的點心食餘，會乖巧的拿到廚房垃圾桶，踏桶蓋板丟垃圾！從小就懂得慷慨的分享。捧著任何糖果包，籤水果塊，一定先給媽媽一分，再給爸爸、大麥姐姐、小米姐姐、客人和碧月阿姨，最後才自己吃。

撒嬌更是他與生俱來的天分。每次對他好，他心血來潮會緊緊的擁抱，親吻。昭儀常被他的熱情迷得「心旌動搖」，我則醋勁大發要求比照。

小時抱著他時，我會自然的輕拍他的背。他也開始會把兩隻小手伸到我背後，輕拍我的背，彷彿在撫慰疲憊的爸爸。當我下班累坐不動時，他會爬到我懷裡，凝視我的臉，摸著我的五官，好像是他的玩偶。最浪漫的是會用下頦頂著家人的臉，磨蹭來磨蹭去。他要有機會交女朋友，一定讓人無法抵抗！

就算不熟悉的長輩來拜訪時，也會給予擁抱。對家人的招呼更是親切。每當他在場，我們談論公事，不小心忘了招呼他，他從來沒哭鬧過，只是插嘴說：「媽媽你好！爸爸你好！」那種可愛的無助，常讓我痛澈心扉。

晚上，尿完，自己高高興興到牆角拿尿布交給我，再上床躺下、翹起屁股讓我包尿布。包完躺在爸爸肚皮上睡著。即使趁他睡著時抱他到床邊，安安永遠會在爸媽不經意中，半夜偷偷向大人靠近，把他的手伸進我們的被窩取暖。

全家的重心

車

安安特別愛車子，特別是垃圾車。「車」字是他除了「媽」以外唯一會的國字！

從還不會說話時，安安聽到遠處垃圾車聲就很開心。會哼哼哈哈的要求我們抱他去看。〈給愛麗絲〉聲再怎麼微弱，我們都會先看到他笑逐顏開。我在想，在他受傷的大腦皮質裡，一定有某個角落是天才。到能走時，更會追著車跑，看機器怎麼把垃圾撥進車肚子。

不止垃圾車，各種怪手、堆高機、推土機、卡車他都愛。家中堆滿了每次去誠品書局，他急匆匆衝去玩具部抓的各式車輛。不只玩具，他還愛「實地操作」。我開汽車時，每次他都要坐在我的懷裡一起抓方向盤。奶爸的卡車、植物園的壓馬路機、蘇花公路上的推土機、宜峰鋼鐵莊老闆的堆高機，他都在駕駛盤上比畫過，算是「資歷完整」。每次昭儀追著各個不同的司機拜託他們讓安安坐一下駕駛座時，我都在暗禱他能作一輩子快樂的垃圾車工。經過宜蘭羅東的每一座停車場時，我也都會看看它的大小，想想以後惟陽爸爸能不能租下來讓安安一邊收費一邊看各式的車子。

小至腳踏車，安安也愛坐。每次美少女姊姊們都會在車後座加一個很「ㄙㄨㄥˊ」的塑膠椅後座，載著他大廈庭院內院外晃。摩托車的頂級位子當然是站在前座，雙手抓著車把。

安安最會品味的文藝長片是什麼呢？嘿嘿嘿——*Cars*（《汽車總動員》）！這部卡通片對他而言簡直是史詩。劇中的賽車主角——閃電麥昆、拖線、韓大夫、芙蓉，他奉若神明。還因為這些車子的顏色，努力學會了英文red、brown、blue cars。昭儀買了一套這些主角的玩具車回家。你知道嗎，安安日也握、夜也把，把車子握到都脫漆成了white！

水

安安還愛泡水。家中的浴缸、礁溪公共造產的溫泉池、武荖坑溪、只要套上一條浮力腰帶，各式池水照單全收，雙手雙腳噗噗濺水。

我最享受他橫躺在我的雙腿上讓我洗頭的時光。當他仰著頭讓我的手掌撐住他的脖子洗頭髮時，他那信任、放鬆、享受的眼神，會讓我一整天上班的疲勞消失無蹤。

運動

桌球、羽毛球、網球，這三樣家裡的活動，安安都要參一腳！不時笨拙的捧著球拍，磨著我們丟球給他打。嘿！有時正中拍心，還回得蠻遠的哩！

昭儀和我都會各自或一起帶安安去爬山，練習平衡，腳力和耐心。安安最神的一次是和碧蓮阿姨、儒儒、俊豪去爬礁溪的五峰幽谷。媽媽用香香魔豆引誘安安上爬，推推拉拉，安安竟然獨力完成滿布峭壁崩石，許多大人也無法完成的的全程。

全家趁假日一起去泡文山溫泉、從東臺灣一個國中一個國中露營下恆春、到蘭嶼張牧師家過年。姊妹們牽攜他的背影，成了三姊弟在民國九十三年到九十六年間共同的回憶。有一年舊曆年在玉里羅山瀑布邊，全家護著他攀上小木臺的照片，在幼稚園「家庭攝影比賽」中，為全家贏得了一臺相機！

感謝安安的兩個姐姐，在安安的生命中，時時相隨。沒有因為功課或交朋友忽略了陪伴弟弟；沒有因怕路人異樣的眼光而畏縮。各自絞盡腦汁逗弟弟開心。安安愛聽的〈虎姑婆〉CD，兩個人跟著聽上百遍；安安愛看的 *cars* 和「巧虎」卡通，兩姐臺詞幾乎都會背了！

試煉

九十五年五月，就在我們漸漸適應與安安的疾病相處，安安也緩步成長，愈來愈可愛之際，我們發現他右臉肌肉漸漸無力，走路也偏一邊。起初以為是中耳炎，開完刀才發現是源自中耳的腦癌──橫紋肌瘤（rhobdomyosarcoma）。彷彿初晴的天，又劈下一道霹靂。我們才知道，生命平順如我們夫妻者，仍有不可抗拒的天命要試鍊、再試鍊。

把經年堆積如山「兒童癲癇」的論文收起來，重新翻查「兒童癌症」的論文，是什麼樣消化系醫師父親的經驗？

讓安安動手術裝完Port-A管後，六月二十二日開始化療，林口長庚醫院的小兒腫瘤科楊兆平主任是羅東媳婦。剛開始給的處方是VAE（Vincristine+ D-actinomycin+ Etoposide / Vincristine +Etoposide + Ifosfomide）。

二十年前當實習醫師時，化學治療的併發症只是教科書上的文字，即使自己床的病人發生，也只有印證書本的感覺。冥冥之中，醫學之父希波克拉提司似乎要藉著安安的肉身讓他父親謙卑的重新面對這重重折磨。化學治療完的兩週，我要在小兒科病楊邊翻著泛黃的教科書，對照是哪個藥讓安安頭髮一天一天散落在枕頭上。二十年前內科實習時，止吐藥primperan 對化療引起的劇吐療效甚微，病人常吐到吐血。每次治療安安劇吐，我都要默禱感謝zofrane 這二十年來的普及。唯一不能倖免的是vincristine 引起的黏膜組織炎（mucositis），三次用藥後的第十天左右，腹瀉血便不止，併全口潰爛，整個口腔好像燒焦一般。消化道全面潰爛，最終至敗血症，高燒寒顫，抖到筋疲力竭、意識模糊。看著安安痛苦但堅韌的表情，我們夫妻豈止垂淚而已？

楊醫師把 vincristine 改為 topotecan，總算止住了地獄般的惡夢。

往後的半年日子裡，我們一家的日子就在三部曲中渡過：

先是媽媽帶安安去林口住院五天化療，兩個姊姊在家獨立讀書，我則每天拖著疲憊的身子下班、回家在睡眼惺忪中檢視她們的功課。兩個乖姊姊，不知道多少次在爸爸暴躁的脾氣下無辜挨揍。偶爾我班餘帶姊姊們去醫院，一家口子窩在病床上逗安安，到圖書室玩玩具，最猛的是把安安塞在點滴架上、把點滴架當賽車推呀轉呀，比兒童樂園的旋轉杯杯還讓他開心！

然後安安回家，全家繃緊神經準備他白血球降到谷底時的感染。一個禮拜中，這裡消毒、那裡照紫外線。影響所及，連狗狗米巨都享受洗澡到不行。

等白血球回復，警報解除，全家就總動員陪安安小王子出遊。上山下海，島南島北，兒童樂園動物園、阿里山日月潭、到花花世界的百貨公司，只怕他玩不夠。直到第三個禮拜底，才又開始邊嘆氣邊準備打包到長庚化療。化療和電療這一年，為了讓安安生活有樂趣，發展能持續進步，我們堅持讓安安上學！只有在免疫力極低時才在家休息。即使每天放療那一個多月，也是早上上學，下午去長庚電療。這是和所有癌症病童不一樣的。因此抗癌這一年，安安說話進步好多，與人互動也成熟許多！非常感謝安康托兒所的包容與接納。

有一次背著他和昭儀在幽深的冷埤邊散步。望著鬱鬱的人工肖楠林，天真的和昭儀商量，計畫夫妻租塊山林地種樹苗，等到安安長大慢慢學著看守。以後讓在都市的姊姊幫他「產銷」。啊！好美的夢。

日子在反覆中一數再數，秋去冬來，化療已過半載，怎料冬天裡安安又頭傾臉斜，幾天內意識突然模糊，生命垂危。電腦斷層發現腫瘤變大，竟直接壓迫到腦幹。

在驚駭中，全家以淚洗面。大麥的朋友為安安摺紙鶴。老師也帶全班為安安祈禱，更有同學的媽媽拿安安的衣服到廟裡作法祈福。

總算電療奏效，幾天後，安安轉醒。此後一個月，媽媽開車奔波在宜蘭和林口間。每天用三個小時的車程換三分鐘的電療（放射治療）。

一次我跟著去電療，回程開車到外澳的礁岩海岸看落日。正看著太陽在外海緩緩下沉，突來的烏雲霏雨罩住整個世界，掩得餘暉晦暝若滅。安安的生命之火，是否也像這雨霧中的金烏？用外套裹住虛弱的安安，眼角沾濕的不知是否雨水。只覺背上擔子好沉重，歡樂像天般遙遠。

我因為工作的關係，所有的挫折，在白天可以用忙碌沖淡；安安的媽，這四年多中，無脂無粉、把屎把尿、不得不時時面對無奈、挫折，身心俱疲。夜夜被安安間斷的呼吸驚醒、日日奔波於高速公路上。安安，如果真有來世，下輩子你要作牛作馬報答你媽。

夢相隨

彷彿老天的恩賜，安安病情開始有起色。雖然內心深處，專業告訴我，老天不過是給幾個月寬容，還是要全家賣力和安安各處去玩。

在電療完，我們計畫第二波化療時，全家作了最奢侈的血拼！我們為安安買了兩艘充氣小艇，一艘兩千五百元，帶他到宜蘭河、冬山河、曾文水庫、墾丁划，是安安在最後復發前全家共處的黃金時光。

安安在回光返照的幾個月裡，也聰明了，也懂得示愛給愛他的人了。他把握機會，主動用虛弱的力氣嘟起小鳥嘴，輕親所有的家人。然後輕輕的說：「爸爸，我要保護你！」

六月的追蹤磁振掃描告訴我們腫瘤又變大了，比第一次復發時還猙獰。楊兆平醫師和曾振淦醫師告訴我們不必再治療時，昭儀和我都很平靜的接受。

昭儀買了一套全家福裝，白綠相間的橫條紋運動上衣，不只爸媽姊姊，連安安的都很合身。我們立刻穿上照全家照。端午假期，全家請假南遊回恆春。我們都知道這是最後一次安安出遊。這一次掃墓，我們沒有再淚灑祖宗面前。我們開心的告訴祖先們，因為全家一起違反交通規則被拘留，所以呢！穿一樣的囚犯裝來見他們呀！

七月四日，星期三下午，陪他到羅東運動公園游泳池。雖然走路吃力，安安仍然穿著泳衣，張開雙手，高高興興讓爸爸推著衝浪，讓浪花按摩他的筋骨。那是我印象裡安安最後一次站立。

隔天安安只能坐在床上，玩具掉在地上，昭儀看到安安竟然不穩到要爬著撿，淚都流了下來。再一天，右眼開始閉不起來。明顯的，兩個瞳孔無法聚焦。姊姊們一播再播《汽車總動員》卡通，安安只能窩在沙發的扶手彎裡，吃力的坐著，持續力愈來愈差。

隔一週腦壓明顯上升。半夜血壓高到一九〇，頭痛哭泣。從活潑的生活，一下墮入無助的地獄，怎是一個孩子能承受？即使開始用 Manitol 和類固醇，安安昏睡的時間愈來愈長，意識也愈來愈模糊。

七月十八日，載安安去湖口讓中美交流營裡的小米姊姊看看。

七月十九日，在鬱悶的氣氛中度過大麥姊姊的生日。安安已經無法起坐，也無法清喉中的痰，呼吸聲咕嚕咕嚕。全家扶著他的手切姊姊的蛋糕。

七月二十日，開始發燒。我下班回家到他榻旁。他虛浮的攬著我的脖子，小鳥嘴碰完我的嘴唇，輕輕說：「爸爸再見。」說完又吃力的轉向牆壁睡著。我夜裡騎摩托車到蔡俊逸家拿退燒塞劑、到黃建財家拿抗生素。

七月二十一日，燒小退，再載安安去湖口看看他最愛的小米姊姊。

七月二十二日，仍然發燒。弟弟 Log 帶著逸群、逸華、逸勝到他床前玩遊戲，安安在嘻嘻哈哈聲中勉強張開左眼，露出微笑，講了最後幾句殘缺不全的話。我好感謝 Log。我們發現他 Port-A 針頭長膿，送醫院讓護長阿姨調針。

七月二十三日清晨，高燒不退。聯絡陳慧如醫師住院打強效抗生素。下午，呼吸一陣一陣間斷，冠惠阿姨火速把大麥小米從家中送到病房。下午五點，昭儀打電話到我診間，說安安唇色變差了。五點半，我急急把病人看完衝上樓，慧如醫師、兩位護長、護士們臉色都很平靜。安安的心電圖監測儀剛顯示心跳停止，軀體猶溫。安安在我的懷裡，因腦瘤壓迫而數週凸張難闔的右眼，終於慢慢讓眼皮蓋上。

安安不再疼痛了。那一晚，他靜靜陪著爸媽姊姊睡。

後記

安安的一生，充滿著痛苦。但他帶給我們全家苦中帶甘的歡樂六年，他教我們為父為母為姐的成長，他讓我們的家緊緊團結在一起。他教導身為醫師的父親，如何親嘗病患和病家的苦處。他教兩個姐姐善體人意。他也讓我們知道，有多少的親人好友在關心幫忙我們。他也教導我們全家要珍惜生命，珍惜所有。就像碧蓮阿姨說的一樣，他是個小菩薩，來到家裡教大家愛與生命，現在任務完成了，在最適合的歲數，告別眾生，回歸天上。

常有朋友感慨安安的病給家裡太大的負擔，媽媽的青春、姊姊的成長、爸爸的白髮。但我們全家都會說，那就是我們的家，我們共同的生命。和勇敢而貼心的安安在一起，就是我們的福報。

安安，下輩子我們再作父子，再和你一起比尿尿長。

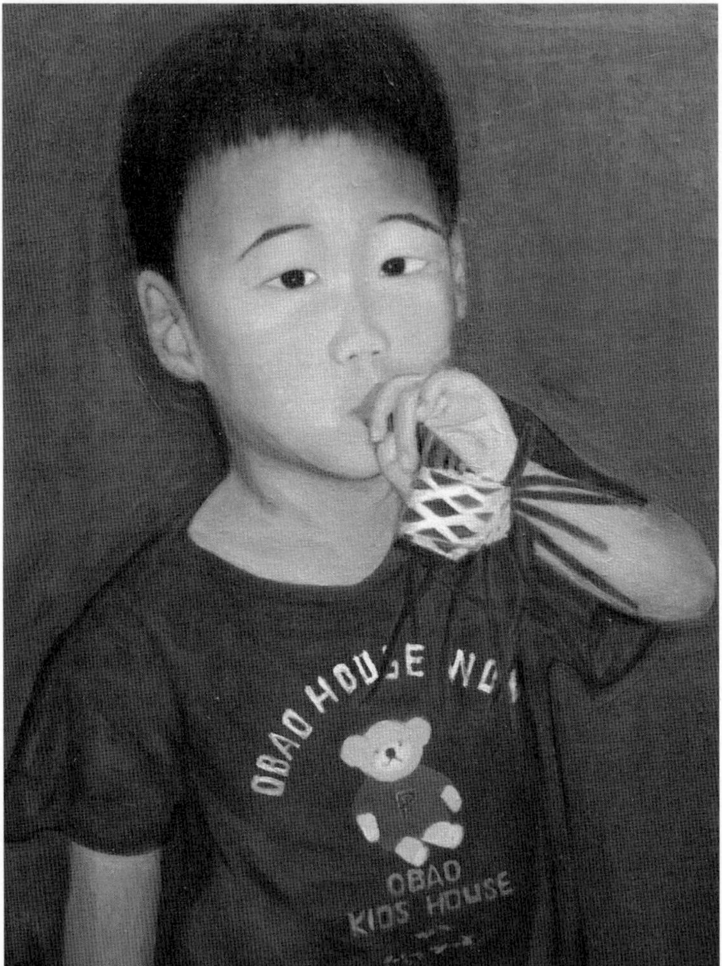

賦安過世後，他媽咪幫他畫的紀念油畫。
安安不會用力吐氣， 學復健的媽咪用吹後會變直的紙捲蛇讓他邊玩邊學吐氣。

【註釋】

註1 林思偕醫師為長庚紀念醫院小兒科教授，專長免疫；王傳育醫師任職長庚紀念醫院小兒科，專長為神經學；文後段的楊兆平醫師任職長庚紀念醫院小兒科，專長為腫瘤醫學。

註2 劉典謨副教授任職交通大學材料科學與工程研究所。專長醫工材料。

註3 蘇文鈺教授任職成大資訊工程研究所。

三年後記：

民國九十九年七月二十三日是賦安的三週年忌。三寒三暑，安安在福園墳頭的雪茄花已經長好大欉了。我和昭儀每一兩個月就會來山裡頭陪安安。

這三年裡，劉典謨教授伯伯指導他交通大學材料所的團隊發表了長期釋放抗癲癇藥的生物晶片：A flexible drug-delivery chip for the magnetically- controlled release of anti-epileptic drugs. 目的是希望癲癇的患者只要在發作期間適時接受少量的抗癲癇藥劑，從而避免終身大量服藥和受藥物副作用之苦。文章登載於 *Journal of Controlled Release 2009*，並在研究文末記上告慰安安的感性話語。研究目前仍在持續中。

劉典謨伯伯的心意，我收到論文後就到福園帶給了安安。

蘇文鈺教授叔叔和他的同事梁勝富教授等學者，也就癲癇的即時偵測與即時電擊治療發表了論文："A Portable Wireless On-line Closed-loop Seizure Controller in Freely Moving Rats" *IEEE Trans. on Instrumentation & Measurement, vol.59, No.10* C. P. Young, S. F. Liang, D. W. Chang, Y. C. Liao, F. Z. Shaw and C. H. Hsieh。目的是隨身偵測並預警病患

癲癇的發作，並及時用電擊法壓抑將發的癲癇。此法也可避免長期藥物的副作用，並避免延誤急救。長庚醫院的王傳育醫師伯伯則隨時等待接手進一步臨床實驗。

當年的召集人，孫永年教授，已是成大工學院副院長，仍然是督促莘莘學子研究最嚴格的大師長。

「安安媽媽互助親子坊」於去年成立，由賦安的媽媽昭儀主持，主旨在照顧慢飛天使。我們希望「天下的孩子都須要被疼愛；疲憊的媽媽能相互打氣」。一年來，服務許多和安安一樣發展遲緩的孩子。昭儀實在到了該鬆一口氣的年紀了，她的志願我由衷感激。

大麥和小米現在各在宜蘭高中和羅東高中的數理資優班讀書。大麥的生物研究論文是全國北區的第一名。她論文的功力，比我當年立志出國研究時還高。由於少年時的青春反叛和對醫師行業的厭惡，我一直不敢形塑她們的志願。但是高三的大麥選擇了她父親基因裡最反叛的職業。我想，她一定也不希望其他的孩子，和安安一樣受苦。

雖然沒來得及享受各位長輩、媽媽姊姊的照拂，但我相信，安安是來這個世界幫助其他相同病痛的孩子。

安安沒盡到責的爸爸　惟陽

第二章 醫・病・人・心

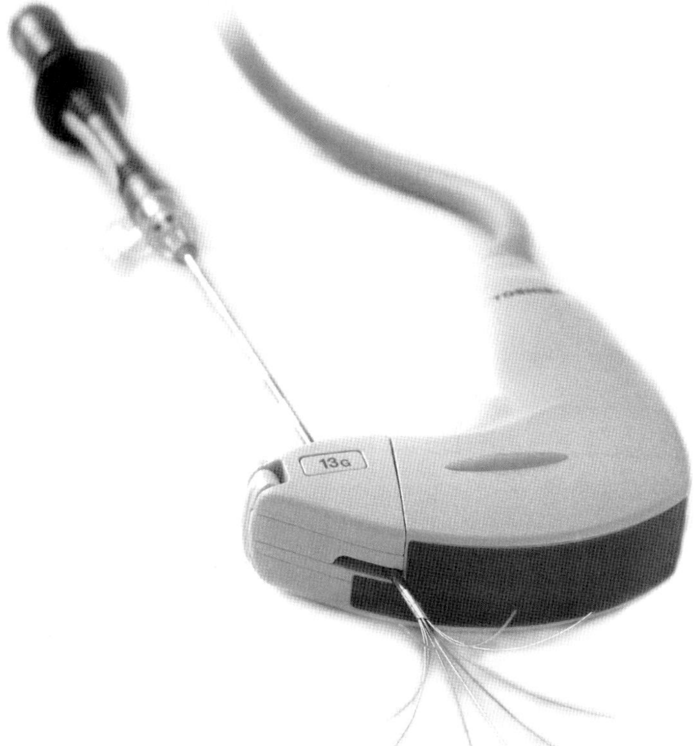
13G

玫瑰糠疹

我只記得我雙手撲向范時，他雙手突然扣住我的右前臂，短小的身子欺進我懷裡，我的胸骨立刻被他的右肘撞得痛入骨髓。「鏗」一聲，他的右小腿背再往我的右小腿外側斬下，我還不及哀號，整個身體面朝天的飛起，「碰」一聲著地時，地板上的灰塵都揚起來了。一眾師兄弟拍手。我起身時，口袋裡那本衛笑堂老拳師的《實用螳螂拳》掉在腳邊。

民國七十七年，在萬華內江街上的婦幼中心，現在叫國立臺北護理學院城區部，當年可是婦兒科生意鼎盛的醫院。和福州街的婦幼醫院一樣，是許多年輕臺北夫妻迎接生之喜悅的地方。我們臺大醫院，對這兩家以婦幼為招牌的醫院都支援實習醫師（Intern）。我小兒科實習時抽到來萬華這家。反正騎野狼125上班，哪邊有班哪邊值，沒差。

其實在醫師人力缺乏的時代，「建教合作」是表面，裡子是支援和醫學中心關係不錯的醫院的基本拉勾、值班或看守急診的合法醫師人力。我剛到這家醫院報到，就覺得主治醫師們的實力和臺大師長間有一點小落差，我在晨會時請教的問題，他們都支吾其詞，沒能解惑。至於巡房教學，沒啦！請你每天晚上去急診卡人力，如果樓上病房有問題還得抽空上樓處理。有問題？請打電話回臺大問學長。

當時來這兒要有「以一擋百」的心理準備！懷裡備一本馬偕醫院小兒科黃富源主任主編的《臨床兒科學》[註1]，稍微指點一下診斷方向；另一本《兒科治療手冊》（Manual of Pediatric Therapeutics），再確認一下治療用藥。夜裡，整個醫院沒有主治醫師，住院醫師除非重大事故不會出現。偌大一家醫院，好像你實習醫師就是門面、就是主將，要扛下千變萬化的臨床要求。一大堆儀器不會用怎麼辦？沒關係，老鳥護士會很禮貌的問：「李醫師，請問你是不是覺得小朋友現在要用呼吸面罩？」就在你還忙著查手冊時，護士阿姨不只已經上好呼吸面罩，連空氣流量都幫你設好，還會故作驚訝的說：

「嘩！李醫師這麼厲害，小朋友的血氧濃度一下子就回復正常了！」

那時的小兒科主任是盛醫師，對我們晚輩很好，沒事噓寒問暖、請東請西。外派來這兒還有第二份薪水，我們自然更是感恩戴德，奮勇值班。當然，還有一個檯面下的重要原因，是這家醫院既然是北護的附設醫院，漂亮美眉自然不少。學長說，有時打探到你未婚，就會代行主任之職啦——噓寒問暖、請東請西。

說得好像是天堂，有吃（宵夜）有看（美眉）有靠山。嘿！未必！就那麼一晚，我糊里糊塗成了全院的靠山。

深冬一點半，街上細雨霏霏，除了微弱的街燈，連半個行人都沒有了。我好整以暇處理四、五個小娃，護長突然把電話筒遞過來，嘿嘿的笑：「樓上這個照會有點麻煩哩！李醫師您高抬貴手，救救樓上的學妹吧！」

「急事嗎？這裡的小朋友還沒處理完呢！」我正用壓舌板看一對紅腫的扁桃腺。

「急是不急，整個病房已經被病人家屬吵了一整天。」護長和其他幾位護士學妹都被交班過這個病案：「還有，這床的護士學妹很漂亮喔！」

我上樓到護理站時，不得了，梨花一枝春帶雨，學妹深情款款的睫毛上已經沾滿淚珠了。

「病人的基本資料？」我連問都不敢太硬。

「張維辰，一歲半的小男孩，住院第四天了，一直發高燒。血液培養不出細菌，也查不出其他原因。」小學妹啜泣道。

「這也不是很罕見啊，什麼事那麼難過？」我閱完病歷，看著熟睡的小男孩。

「張小弟的爸爸一定要我們讓小孩退燒。可是退燒藥打了又打，都沒效。張爸爸已經來病房威脅要打醫護人員兩次了。李醫師，我好怕。」

「怡君學妹別怕！總之再塞一劑肛門的退燒藥，到明天再請教主治醫師吧！」實習醫師的值班天職就是把病人撐到交給主治醫師，我覺得天經地義。

「也只能這樣了！」小美女委屈的接受。

我下樓回急診時，一個滿身酒氣，約莫一百公斤的中年壯漢和我擦肩而過，撞得我肩膀好痛，可是他竟醉得渾然不知。

「先生，道個歉吧！」我有點不滿。

「他媽的！道什麼歉？誰跟我道歉？」壯漢口中模糊的喃喃自語。

回一樓急診，幾個久等的父母已經哇哇大叫了，伴著嬰兒的哭聲，熱鬧哄哄。我掏出耳底鏡，檢查最靠我桌邊的兩歲小娃的耳朵滲液，接下來是有鼻涕濃痰的六歲小女孩。

「李醫師，不得了！張維辰的爸爸情緒失控，把三樓病房護理站的病歷車和治療車都推倒了，滿地點滴瓶的碎片。怡君控制不了了！」護長放下電話，急急跑來。

「樓上的住院醫師楊學長呢？」我口罩上還黏著鼻涕小妹妹的鼻涕，有點手忙腳亂。鼻涕小妹的哭聲，她媽媽一直沒止住過。

「楊醫師躲到值班室，不敢出來。打電話要你上去穩住場面。」

不會吧。我前後不過支援這家醫院一星期而已，是「客卿」耶！看在今天晨會的早餐是楊醫師掏的腰包，只好硬著頭皮起身。

還沒到樓梯口，剛才的百公斤壯漢就衝下來了，一把推開我大步走向急診室。

「哪一個是臺大來的李醫師？」哇！衰事成雙，怡君竟然也出賣我。原來這就是「噓寒問暖、請東請西」的代價。

「是我。」我很平靜的回答。

「就是你這個樓梯間的冒失鬼！」他回身掄起右拳，揪住我的醫師服領。作賊的竟然喊捉賊。

「好像是你撞我耶。」我不敢深呼吸，免得鼻涕小妹的鼻涕被吸進口裡。

「臺大來的就了不起？我看多了。」張爸爸兩眼血絲，繼續咆哮：「是你說塞退燒藥就可以退燒的。為什麼剛才還是三八．五度C？」

「張先生，你有點誤會。是因為三八．五度C我才加顆塞劑。」旁邊的家長都圍過來了，大家都袖手看好戲。

「妹妹看，那個醫生叔叔被胖伯伯罵。」鼻涕妹媽媽彎腰摟著鼻涕妹的肩膀，指指點點。

「臺大醫師只會耍嘴皮子行醫嗎？燒了四天嗳！我寶貝兒子的腦袋燒壞你負責嗎？」他搞不清楚我今夜第一次認識他寶貝兒子，更不是張維辰的主治醫師。

「張先生您放心，醫學上合理的步驟我們都已經採取，相信維辰會慢慢康復。」半年來內外科急診的經驗，我套上公式：「我請護長記錄一下，明天一早我會特別請主治醫師再與您討論。」

回頭一看，好樣的！護長阿姨、護士學妹的影子瑟縮在綠色的隔離屏風後，整個急診廳只剩下我孤零零的奮戰。

口罩上的鼻涕快流到下顎了。

「我警告你，今天晚上我兒子沒立刻退燒，我把你打扁。」連噴到我臉上的口水都有啤酒味。

我雙手握住他的右拳：「請放我下來。」我被這壯漢拎到雙腳快要離地了。

「臺大有什麼了不起！像你們這種娃娃兵，我從前一天在連上揍三、四個！」他放下拳頭，原來是老士官退伍。

真是哪壺不開提哪壺。我竟然在這場合回他：「可是你制服上繡的是『艋舺萬商大樓警衛』啊！」

「你瞧不起我？」氣氛急轉直下，醉漢這下雙手揪領，真的把我抬起來了：「我爛命一條，跟你拚了！」他開始猛力把手裡的醫師前晃後晃。

我整件實習醫師服的明釦暗釦都被一枚枚扯斷，衣領外掀，左邊的臂膀都露出來了。

耳鼻喉科的廖大栽教授老前輩一直誇他設計的實習醫師服很美、衣領束頸、前飾斜釦，兼具中山裝和旗袍的美感。這會兒變露肩裝，我心下很對不住他。

「放下醫師啦！好好講嘛！」群眾終於開始鼓譟起來。

「你不要醫生，我們要醫生啊。」幾個家長顫抖的說。

「先生人就算憨，咱也要尊敬他啊。」耳朵流湯小弟的阿公求情。

「你靠人多撐腰是不是？我跆拳道三段！」張跆拳真是不可理喻：「我揍你給大家看！」

他突然放下我，離開我三、四公尺，雙膝微蹲。整個大廳靜悄悄的，家長們屏息靠在牆角，連街上的貓叫聲都清清楚楚。

「殺……」他荷荷作聲，雙手輪番空抓，百公斤的大肉塊真的撲將過來。

「別打！」「饒了醫師吧！」「救人喔！」「報警喔！」

大一那年剛入國術社，一邊當家教一邊交女朋友，缺席太多次，被老骨頭當著師兄弟面前教訓。「要腳踏實地。馬樁要坐穩，不然怎麼被摔飛都不知道！」范師兄擺出螳螂拳的基本式，挑戰說：「不信你撲過來看看！」我只記得我雙手撲向范時，他雙手突然扣住我的右前臂，短小的身子欺進我懷裡，我的胸骨立刻被他的右肘撞得痛入骨髓。「鏗」一聲，他的右小腿背再往我的右小腿外側斬下，我還不及哀號，整個身體面朝天的飛起，「砰」一聲著地時，地板上的灰塵都揚起來了。一眾師兄弟拍手。我起身時，口袋裡那本衛笑堂老拳師的《實用螳螂拳》註2掉在腳邊。

一眾家長拍手，張跆拳整個身體面朝天的飛起，「砰」一聲著地。

不一樣的是，拙醫師的手沒來得及放開，也被百公斤的旋轉拋向空中，一屁股跌在張跆拳的胸口。

口罩上的鼻涕終於墜進衣領裡。

我起身時，口袋裡那本黃富源醫師的《臨床兒科學》掉在腳邊。

「放開我！放開我！」張跆拳大吼，越來越酒醒。可是胸口被我屁股壓住，喘息不止。

一眾家長慢慢靠近。從牆角的從牆角、從桌腳的從桌腳。

「好好玩喔！胖伯伯和醫生叔叔玩騎馬打仗！」鼻涕妹終於破涕為笑。

「跟我保證不再鬧事我才讓你起來。」我很堅決。

「……」他在酒醒中沉默。

「這位醫師，這樣的姿勢有點難看吧！」唉呦！萬華分局的年輕警察現在才出現。話還真風涼。

「不！我就是要他撂個承諾，不然我沒辦法對這全院的病人家屬們交代。」老實說，這種姿勢，我那話兒離張跆拳的血盆大口還真近，我還真有點害怕變起倉促。

「大丈夫說話算話。」他突然開口。

「不鬧病房、不鬧急診？」我開條件。

「不鬧了！」

「不再攻擊醫護人員？」只要他站起來，我一定被他的三段跆拳蹂躪。我比任何人都急著要他的承諾。

「不會！」

「明天跟病房道歉？」我逼問。

他遲疑一陣子，緩緩點頭。我站起來，也扶他起來。他靜靜的坐到旁邊的候診椅。

「就這樣結案囉！」年輕警員連登錄都懶得，騎上白色警用摩托車走人。萬華地區治安複雜，這種場面對他實在是小 case。

「哇！李醫師好棒喔！」護士學妹從隔離屏風後溜出來，一臉崇拜。

「你看，我就知道要趕緊通知警察局。」護長阿姨一邊邀功，一邊開始寫特殊護理事件報告。

隔天睡到下午三點半，被街上熙來攘往的車聲吵醒，回三樓病房瞭解一下。

「這杯奶茶是怡君請你的。」剛接小夜的護士學妹交代，眼神似笑非笑：「還有，紙上的數字是她 B. B. Call 的號碼。怡君也要我們交給你。」

「張維辰呢？」我還是關心他的高燒。

「給你嚇退啦！」另一位學妹說：「身上開始出玫瑰色的疹子囉！」

「那不是玫瑰糠疹（Roseola infantum）嗎？唉，早知道。」我告訴學妹們玫瑰糠疹是一種一到三歲間常見的濾過性病毒感染。特色是在出疹的前三、四天會有高燒。因無咳嗽、流鼻水等急性病容，常容易在初發燒期誤診或遲診。預後良好，康復後多終身不再犯。

「千金難買早知道喔。」學妹們和著。

「那……」我有點遲疑，不知道她們聽過昨晚的事了沒：「他爸爸呢？」

「唉！聽急診護長講，你四點回值班室睡覺後，他脫光上身，一個人赤膊在街上大叫『我對不起我兒子』、『我對不起我兒子』。鬧到天快亮才倒在人行道上睡著。」

「『我對不起我兒子』？」我突然覺得有隱情。

隔天晨會完，盛主任把我叫到他辦公室，張跆拳赫然在場。

「李醫師，萬萬抱歉……」大壯漢囁嚅起來。

「沒的事，你關心小孩我很感動，很少父親這樣照顧孩子的。」我讓他握著我的手：「大嫂呢？」

場面凝了一陣子，他回答：「她照顧不好，所以我在醫院裡負責。她在家。」

張跆拳出辦公室後，盛主任把門掩上。

「謝謝你不計較，不然以後臺大不支援我們醫院就慘了。」他親手泡杯咖啡給我。

「張先生的第一個兒子是死在我手上的。因遊戲意外而大量顱內出血，無法開刀。」盛主任在萬華根基深厚，街坊的故事娓娓道來。

「病危時，他因為軍方任務無法回家照顧。不只他遺憾終身，他的前妻更不諒解，在孩子火化後就堅決離婚。雙重的打擊讓他消沉了好一陣子，最後決定離開讓他傷心的軍中，半毛退休金也沒拿到。沒有專業，浮浮沉沉，最後只好當大廈管理員。」

我沉默了，突然覺得自己很罪惡。

「後來他娶了第二個老婆，生了這個張維辰，保護得跟什麼一樣。整個家地板都鋪軟墊，牆壁滿滿的都敷泡棉塊，生怕孩子再受傷……」

回到臺大述職，我仍不能忘懷這讓我心痛的爸爸。社會的角落裡，一些小人物卑微的心願，不是事業不是歡場，而是來得及愛他的家人，保護他的孩子。

民國九十六年安安腦癌過逝後，有一天妻播放安安生前的錄影。那是我白天上班不在家的時候錄的。不像面對我時的遲滯，安安在影片中吱吱咕咕，一邊玩玩具一邊用簡單的句子和媽媽聊，沒有停過。我為這一刻在妻背後哭過好幾次。今年張維辰該二十四歲了，他的魯莽爸爸，一定還在社會的某一個角落細膩的照看他兒子；而安安臨終前，我沒有機會告訴他，他爸爸心裡沒有那麼嚴肅，也希望和他多膩一刻。

【註釋】

註1 嘉洲出版社出版。

註2 五洲出版社出版。

我不笨，我有話要說

當年崆峒派高手海大富為順治遜帝看守北京皇城，用「化屍粉」把許多殺死的人溶得屍骨無存。我第一次看到阿督仔用「化屍水」瞬間把大塊的肝塊化成一袋袋粉紅色的細胞懸浮液……

我這輩子和豬好像很有緣。

我和老婆都不屬豬，我也不特別偏愛吃豬肉，這輩子也好像還沒機會「豬哥」！

民國八十四年，在博愛醫院許董事長的栽培下，我在東臺灣剛建立第一個內視鏡微創手術中心服務。可是，當病人開始絡繹於途到醫院接受內視鏡膽道取石術、食道內支架等手術時，幾篇威維克（Vivek Dixit）教授著作有關洗肝機（Bio-artificial liver 或 Bioreactor）的回顧論文竟然讓我意醉神馳，稟報許董事長「晚有白雲之志」、「難拒學術之惑」，在臺大眾師長學弟驚訝聲中，放棄剛建立的微創手術王國，帶著妻和襁褓中的大麥、小米兩女，飛越太平洋，到加州大學洛杉磯分校（UCLA）找威維克教授學肝細胞移植和洗肝機。

洗肝機和洗腎機有什麼不同呢？因為腎臟只有滌濾廢物的功能，排出廢物不須經由化學代謝變化，所以只要選定合適孔徑的濾膜、透析壓力差和透析液，「人工腎臟」的設計就成功了八成。肝臟則不然！經肝臟代謝的人體廢物，須要經過肝細胞複雜的化學代謝變化後才能排出。更有甚者，肝臟負責人體各種有用蛋白質的製造。攜帶膽固醇的蛋白質、體質修繕用的蛋白質和負擔免疫力的補體蛋白質等等，通通須靠肝臟生產。這堆化學代謝和製造蛋白質的能力，怎麼是以下這一千年以內的無知人類所能創造。所以，為了治療失去肝功能的患者，就有科學家想到乾脆偷懶，取其他動物的肝臟功能來補償人類肝衰竭患者。把動物的肝細胞放在透析器裡讓肝衰竭病人的血流過，在接觸患血時幫患血作代謝排毒和提供蛋白質的服務。是乃中醫「以肝補肝」，「盜」天之功也。

什麼動物的肝最像人肝呢？當然是猩猩、人猿啦！可是這些是受保護的瀕危動物，科學家動不得。小老鼠、小白兔的肝嗎？和人類的抗原特質差異太大，一定會產生劇烈排斥作用，兩敗俱傷。貓、狗、牛、羊仍然不行，更不必說飛禽了。用了各種分子生物學、免疫學的方法，科學家終於選出來啦——豬！

原來說「你這個人真像頭豬」是上承祖訓，慎終追遠的意思！

威維克是生理學家出身，我跟隨他討論、殺小老鼠、小白兔數月，頗有所獲。可是出身臨床，仍然心繫醫院內的研究。經教授轉介，到好萊塢影星雲集，最貴族化的西奈杉（Cedar Sinai）醫院，當時全世界第一名的洗肝機臨床研究中心。

看院名就知道它是個猶太醫院。整個醫院的研究大樓是猶太裔的大導演史帝芬史匹柏（Steven Spielberg）捐贈的。警衛森嚴，沒辦好通行證，鐵定會被當成賓拉登同路人攆出。可是一旦有了這張通行證，「吝嗇猶太人」的大方是讓我很難忘的。別說實驗室貴重器械隨我取用，無上限免費影印論文或教科書，連昂貴的實驗動物室都讓我逛進去。

籠子裡，下個星期要「捐肝」的豬豬，實在是可愛得人疼。在臺灣看的多是黑毛豬，總覺得被白毛阿督仔養的豬豬也特別白，連長長一眨一眨的睫毛都是白色的。血色透過皙嫩的肌膚，特別覺得粉撲撲的。我蹲在大籠子邊時，牠會高高興興站起來，像轉螺旋槳般搖著尾巴走向我，瞇著眼睛，嘴角上揚似笑，鼻子前動後動的嗅著我。我覺得牠就是電影《我不笨，我有話要說》（*Babe: The Gallant Pig*）[註1]裡的聰明小牧羊豬——寶貝豬（Babe），要告訴我牠想參加牧羊比賽。牠每天都被洗得香噴噴的，沒實驗或討論會時，我常會偷空去蹲在牠旁邊和牠聊天。牠是那麼幸福！我沒信教，但我相信《舊約聖經》裡，耶和華一定教猶太人善待豬豬，因為寶貝豬和天國的神從事相同的職業——牧羊。

黑人外科總住院醫師提摩西（Timothy）每次餵牠時都吊兒郎當，食皿瓢勺弄得乒乒響，來匆匆去匆匆。我體諒的想，他養了那麼多次豬，童心可能都麻木了。

那個星期一，我八點到實驗室時，全小組的醫師都不在。

「大家去哪兒了？」我疑道。

「我們雙數週的星期一早上五點取豬肝細胞啊！」芭芙諾娃戴著無菌手套，正在準備一大疊細胞培養皿。

我套上隔離衣，一個箭步衝進手術室，寶貝豬的嘴巴連著人工呼吸器，胸部一起一伏，肚子老早就被打得開開的。

「析肝酵素液灌進來！」提摩西一邊把塑膠管插進寶貝豬的肝門靜脈固定，一邊命令技術員把「化屍水」[註2]灌進肝內。

當年崆峒派高手海大富為順治遜帝看守北京皇城，用「化屍粉」把許多殺死的人溶得屍骨無存[註3]。我第一次看到阿督仔用「化屍水」瞬間把大塊的肝塊化成一袋袋粉紅色的細胞懸浮液。

「沒留一半肝讓豬活？」我問。嗓門覺得好澀。

「齋藤醫師，聽說你在日本是血管手術的專家，趁豬肝取出後教我怎麼縫血管好嗎？」提摩西一臉謙虛的問他對面的研究員。

「好是好，你別告訴研究主持人德米區奧（Demetriou）和羅茲加（Rozga），免得我被動物委員會提起告訴。」齋藤桑被捧得很高興，一不作二不休，乾脆打開豬豬的胸膛，開始帶著提摩西玩寶貝豬的大血管。

「我順便來練練怎麼切胰臟好了。我在韓國都沒機會切、縫病人的胰臟。」韓國來的Kim醫師也開始練技術了。

「牠這樣怎麼活？」我這個內科醫師質疑的聲音已經細得跟蚊子聲差不多了，不知道要不要提醒他們寶貝豬和耶穌一樣會牧羊。

從小我的心就很軟，每次在恆春南灣和漁夫大人一起牽罟抓魚上岸，看到魚掙扎著跳躍時，都會很難過。當魚販開始裝魚挑魚時，人類不吃而被扔在一邊的雜魚，我會一條條捧著，走回及腰的海水裡，放牠們回去。我連站在岸上扔牠們回海都怕傷了牠們的身體。我實在沒法合理化為救一個肝病病人，一年要殺掉一百五十頭豬。

豬豬被玩完了！黑色屍袋一套，清掃的墨西哥大哥扛上肩送去火化室，手術室門「砰」的一聲關上。

那天下午，隨德米區奧和羅茲加查加護病房裡肝衰竭的病患，洗肝機上掛的透析匣（Cartridge）塞得滿滿都是粉紅色的懸浮液。

「那懸浮液就是今早豬豬的肝細胞？」菜鳥內科醫師問。

「是啦！趁鮮用效果好。」齋藤醫師回答。同是東方人，他和我感情特別好。

我腦中盡是電影中野蠻人把活祭的心臟挖出後，一口咬下正在搏動心臟的畫面。那個巫師也對酋長說：「是啦！趁鮮用效果好。」[註4]

我六週後離開西奈杉醫院時，病人並沒有活下來。

因為宋瑞樓教授和辜公亮基金會的留學費用贊助，我回臺時必須對宋教授、陳定信教授等基金會大老及所有臺大同仁報導。那天，在第一講堂上，我劈頭第一句是：

「各位師長同仁，出國前我一心要證明豬肝洗肝機是有用的；今天我要證明它是沒用的……。」

我的道理是有憑有據的，因為把寶貴肝的細胞間結構用「化屍水」破壞殆盡，剩下來的零散肝細胞，其總功能估計只剩原肝塊的三百分之一。這就像把一間屋子敲成碎混凝土塊，竟還期待這堆土塊能住人一般不切實際。房屋的牢固，不僅在混凝土材質，更重要是排列、組織混凝土的架構；同樣的，肝器官之能作功，不僅需要細胞，更需要組織細胞群的結構。因之，洗肝機理論提出後，各研究群均陷於「洗肝機功能不如預期」的泥淖。論文等級由 *Science*、*Nature*、*Transplantation* 等高級期刊而逐年下降，至我負笈出國時其實已近尾聲。

那年，另一組明尼蘇達大學的洗肝機研究團隊曾聯繫臺大的師長，冀能有國際合作。大體說是他們提供技術，而臺灣有豐富病人源可為研究個案。之後，聽說幾億元的研究計畫不了了之。

我想，西奈杉醫院的猶太老闆應能體諒我。第二次世界大戰中，他們被希特勒集體屠殺數百萬人，如果這類洗肝機真上市普及，可愛的小豬豬所慘遭屠戮的倍增數目，絕對不下波蘭奧茲維辛（Oswiecim）集中營內的猶太人數[註5]。

回國之後，據聞頭份養豬科學研究所可能培養出一種新豬，其組織與人類組織間較不易引起排斥作用（Histo-compatible）。與肝臟科教授討論後，我到就近的省立新竹醫院任職，等待小豬，但我委實很難想像我會不會臨手術脫逃。

一年過後，小豬難產，倒有點竊喜。思及我實在無意殺生，知會教授後，回到烏鳴山巔，溪吟谷底的宜蘭。

民國八十八年，到聖母醫院時，嚇了一大跳。那時傳頌蘭陽平原的外科范鳳龍大夫[註6]已逝，夙昔典型，竟亦如風逝。整個外科沒人負責肝臟手術。我國的國病——肝癌，在這家醫院被發現的隔日，我除了寫轉診單到臺大長庚等醫學中心外，別無它法。在雪山隧道還沒開通的年代，因范大夫之故而對聖母醫院生死以之、不離不棄的鄉親仍所在多有。我的使命感讓我實在無法再單靠「內視鏡微創手術」來面對這些無助的肝癌病人。

可是，形單影隻，單憑一個非外科系的新人的熱心，如何能組織一個集肝臟外科、麻醉科和術後加護照顧的龐大肝臟外科團隊？

有道是「困而習之。即其知之者，一也」。恰巧隔年在美國消化系醫學會看到肝癌燒灼（註7）針的初始模型，第一次覺得我這個內科醫師可能可以單靠一己之力治療肝癌。靠著超音波的導引，這種燒灼針插入肝癌塊的方法就像我們抽肝膿瘍一般的簡單，完全不需剖腹傷害。因之，各種麻醉科害怕的病人，如肝衰竭、糖尿病、心臟衰竭等都可以接受。可是，在針引進國內之初，各家醫院都尚未起步之際，這種針燒灼效果的評估，或對周邊血管膽囊腸胃的傷害，資料都闕如。就在惶惑困頓之際，嘿，HBO電影臺上，寶貝豬豬又在羊群裡對著我憨憨的笑！

宜蘭大學陳教授的父親和我岳父是世交。陳教授的研究，常獲熟識的豬農幫忙。他熱心的介紹我五結鄉豬隻繁殖場的林振誠。那天在豬舍，振誠大哥走前頭，陳教授居中，我還是刻意走在後頭，偷摸兩邊欄杆裡的黑毛豬豬。沒錯，一般可愛，豬尾巴轉起來還是螺旋槳的樣！

週末中午，跟好友鍾文富借了發財小貨車，頂著豔陽，到豬舍載已被 Phenobarbital

註8 放倒、五花大綁的豬豬，開回醫院倉庫大樓地下室，停在一堆傻住的人中間。肝癌燒灼針公司的廖專員穿著筆挺西裝，油亮皮鞋傻在那裡；小手小腳，回家還要老公侍奉煮飯的秋玉姊傻在那裡；抹著胭脂，塗著指甲油的美玲姨傻在那裡。

「我可以用拖把刷牠嗎？」廖專員從彰化的鄉下到臺北工作，捲起白襯衫袖，第一個打破沉默。

「用拖地的消毒水洗囉？」我把整隻豬扛到大水槽，也沒什麼信心。

「趕快給牠上點滴麻醉，不然牠醒來亂跑。」秋玉姊躡手躡腳的在豬豬耳朵上找血管。

「幫牠噴點香水可不可以？」大地主少奶奶美玲姨捏著鼻子幫忙鋪無菌單。

「豬豬會死嗎？」秋玉姊信佛，有點擔心。

「我向秋玉姊保證，我不殺生。」一幕幕西奈杉醫院的場景又浮現在我腦海。

架上大型哺乳動物用的手術架和手術器械檯；定位好彩色超音波，灰階手術用超音波；燒灼針主機臺開機。最後通知我拜託的外科周桔源前輩。

他穿著運動服，一身臭汗來，鞋上還沾著紅磚土。

「病人的名字。」周前輩很專業的覆誦手術室的習慣。
「寶貝豬！」我毫不遲疑，回答得像家屬一樣。
「皮膚很黑耶。職業？」周醫師戴上手術帽、套上手套。
「牧羊。」
「哦！特殊。宜蘭農夫比較多啊。」「ㄟ，怎麼沒有手指頭？啊！是蹄。」
「報告前輩，我們實驗的目的是……，今天托您幫忙打開牠的肚子。」我一邊對好手術無影燈，一邊再謙虛的向他報告第二次。
「這輩子還第一次開鼻孔朝天的病人。」周醫師熟練的用手術切刀，邊切邊止血。飄上來的香味和我家樓下泰山烤肉攤的豬肉串一模一樣。我突然覺得肚子咕嚕咕嚕響。
「你這麼愛這種大場面，為什麼當初沒選臺大外科？」前輩好奇的問。
「當時外科朱主任說不妥。我自己也覺不妥。」我開始心虛。
「你當時的成績應該夠申請啊！」
「是這樣的。場面和今天差不多。我一樣當 Assistant 拉勾，朱主任正在開他的心臟手術。我那天來不及吃早餐，就在手術檯站了五、六個小時。他的VIP病患的體表小血管出血。」

「那又怎樣？」

「朱主任的止血燒刀一個燒下去，香味飄上來，大家突然聽到我肚子咕嚕咕嚕響。」

肝癌燒灼針一次一位的燒灼著豬豬的肝葉。我們分類阻斷血管或放流血管的燒灼效果，探測周邊血流的距離和強度，記錄燒灼區的巨觀變化，並病理採樣其微觀變化。豬肝香充滿整個房間。

「不玩了！不玩了！已經五點半了，我約了人要再比網球。」前輩突然撒手，開始脫手術服。

「可是前輩，豬豬的肚子現在只縫回到肌肉層！」我大急。

「你自己縫吧！」前輩的聲音已經在門外了。

可憐的內科醫師，在大家幸災樂禍的眼光中，硬著頭皮把豬豬的皮膚到皮下兩層用三號線縫完。心中一直祈禱齋藤桑出現。

隔天去豬舍看寶貝豬，牠活跳跳的跑來找我，鼻子也是前動後動的好可愛。

「哇！我這輩子第一次看到這麼高級的縫線。」林振誠理三分平頭，舉著大姆指說。

「不用這種縫線，你們用什麼縫呢？」換我好奇了。我知道振誠兄都自己閹豬。

「從飼料袋的破口拉一條尼龍線出來就縫了呀！」

那以後，連著十來條豬豬的手術都算順利。只有一條因得肺炎早夭。這樣的結局，算是圓了我不殺生之念。只是，術中肝香瀰漫，此後七、八年來，綜合診療中心的所有阿姨們都不再訂有豬肝的便當了！

那年消化系年會，寶貝豬的研究發表得了最佳論文壁報獎。冬末尾牙，我請陳教授和林振誠為座上賓。追蹤起這半年來豬豬的行蹤。

「我還是稱讚你們醫院用的縫線啦！」振誠兄很豪邁：「上個禮拜我一口咬下那塊肉，縫線就塞到我牙縫裡，半天才摳得出來！」

【註釋】

註1 一九九五年發行的澳洲影片，根據迪克金史密斯（Dick King-Smith）的小說《牧羊豬》改編，導演為克里斯努南（Chris Noonan）。於二〇〇六年被美國電影協會選為ＡＦＩ百年百大勵志電影之一。

註2 此處的「化屍水」是指ＥＤＴＡ和 Calcium-dependent collagenase 兩種溶液。

註3 典出金庸小說《鹿鼎記》。

註4 當時病患一週洗肝三次，一次用掉一至兩頭豬。挖心臟的野蠻電影，最接近的就是二〇〇六年梅爾吉勃遜（Mel Gibson）執導，敘述南美洲墨西哥 Yucatan 半島的土著片《阿波卡獵逃》（*Apocalypto*）。

註5 波蘭最有名的納粹集中營區，落成後五年中，高達四百萬的猶太人被送至這裡。絕大部分死亡。

註6 范大夫（Giovanni Janež），斯洛凡尼亞（Slovania）人，生於一九一三年，於薩格勒布（Zagreb）及奧地利維也納習外科。隨義大利靈醫會（Camillian）行醫於大陸雲南昭通及臺灣羅東。在他羅東行醫的三十八年中，無薪無償，夜以繼日的醫治民眾，共累積近十萬例大小手術。他逝於一九九〇年十月十一日。出殯之日，全縣相送。梵諦岡教宗封以：「Order of St. Sylvester 及 Order of St. Gregory the Great」。

註7 肝癌燒灼術ＲＦＡ：原義為 Radiofrequency ablation。望文可知其意。

註8 強烈麻醉藥物。臨床上及獸醫畜牧業皆用於手術。

棒球棍和籬笆剪

義徽把水龍頭關上，悠閒的步到楓樹蔭下。我和妻的腿釘在地上，動都不能動。塑膠袋打開，鏘啷鏘啷響，幾支亮晃晃的鐵器掉下來，夕陽的光芒在刀鋒上閃爍。

「完了！比棒球棍還慘，是刀鋸！」我心裡一邊叫苦，一邊祈禱兩個女兒不要回家，以後才有人幫我們燒紙錢……

認識史義徽，是二十年前先認識他母親。那時，我還在臺大醫院四西消化系病房作「小銀彈」（Intern）註1實習，每天要在晨曦中拿著手上一滿盤的針劑，逐房逐床的為住院病患打針。打到樓梯對面二人房裡的史老太太，看她右上腹的團塊高高隆起，整個人黃疸水腫，痛苦得不得了。我實在有點不忍，拉拉陪病床上裹在毯子裡的人。急急起身的男子，史義徽，足足高出我一個頭。他眼屎還在眼角，嘴巴是隔夜還沒刷牙的口臭，恭恭敬敬的拜託我好好治療他母親。他一定不知道醫學中心裡實習醫師卑微的角色！不過，實習醫師乍接觸眾生的生老病死，對患者的輾轉痛苦，比日後見怪不怪、鐵石心腸的主治醫師生涯要有不忍之心。我坐在病榻和他們母子足足聊了十五分鐘，也鼓勵他們努力面對。

可是翌晨去打針時氣氛就詭異了！另一床的病人和家屬看到我進病房，推說要買早餐就出去了。史義徽把病房門反鎖上，先和我聊上三五句，突然把一袋厚厚的紅包袋塞進我的醫師服口袋。我死命推拒，弄破了紅包袋，錢灑得滿地都是。他們母子突然雙膝一落，一齊跪在我面前，求我一定要醫好。我只好也蹲下來和他們聊。那一聊，聊出了我們二十年的友誼。

民國七十年代末，臺大病房仍然主要由住院醫師照顧。一來住院醫師律己均甚嚴，幾乎每個病患的問題都會絞盡腦汁或請教學長老師解決；二來研究型的教授諸事纏身，一會兒國科會審案、一會兒實驗室指導、一會兒出國演講，常一週裡只來病房看病人一兩次。因此，臺大的病人常可憐中帶點疑慮：是不是我沒送紅包所以醫師少來看我？義徽哥一定也是這般想法——是不是多一點查房要多一點「代價」？

他母親過世後的日子裡，沒事他都會主動打電話和我聊聊天。我和妻結婚前，為了買房子的事東奔西跑，他知道後，把購屋的常識鋪天蓋地的傳授給我們。小自怎麼評估房子的價值、房子的維修狀況、看風水；到怎麼向銀行貸款最有利、從怎麼看地契、怎麼跟房仲公司談判；大到怎麼看十年、二十年一個週期的房市興衰。豈止是常識，簡直是專業知識。

「你怎麼那麼厲害？在做房屋仲介？」我每次醍醐灌頂後都會佩服的問道。可是他都用沉默回答。他聽我們小倆口子抱怨好幾個月房價貴，一直到聽得煩了，突然加一句：「不然介紹四、五間整理好的法拍屋給你們選如何？」

「喔？聽說法拍屋有很多債務啦、欠稅啦、破壞啦、海蟑螂霸占刁難啦的問題……」從小父母就教導不要碰是非多的法拍屋。

義徽兄恭敬的道：「李醫師你要的屋子，我當然整理得乾乾淨淨給你！」

「赫！你是？」

「我專門負責把法拍屋的債啦、稅啦的問題清乾淨。」他的眼神透出一種專業的智慧。

「哇！這個厲害。您是會計師、代書還是律師的背景？」這是第一次，我對他的印象，從無助病患家屬的角色，轉變成為社會賢達。

「你說的是我的朋友們……呃……實際一點說，應該是我下面的人。」他手下有這麼多師字級的人，一定是個學者。

「可是海蟑螂很可怕，你不怕性命危險？」我常覺得書生都手無縛雞之力。

「嗯！這麼說罷！我手下最多的還就是應對海蟑螂的人。」他的口氣平和得聽不出一點焦慮。

「你們怎麼勸說這些無賴悍徒？當場總要請轄區警察幫忙坐鎮？」我在想，能應對海蟑螂的，恐怕還得有布道家的精神：「不怕惡人怕無賴！」我又加一句。

「我的同事……嗯，手下都請拳頭跟無賴講理。」義徽的回答出乎意料的乾脆。

「你不會是……」我愕然。

「我會給海蟑螂三、五萬搬遷費，限他兩個禮拜後搬出去。到期限沒搬嘛，」義徽兄露出我認識幾年都沒看過的影悍眼神：「嘿嘿！他就是賴在床上，我們也連床連被帶人一併扔到街上。」我開始覺得一股涼意冒上我脊樑。

「那人家說的在馬桶裡灌水泥、搞破壞呢？」我還是怕他會吃悶虧。

「我給的五萬塊也算是請他看好屋子的『看管費』！我們接收的那天要有馬桶、水龍頭；電線、電話線不能用的話……哼哼！」

「就會怎樣？」我覺得我的聲音開始有些顫抖。

「一堆棒球棍伺候！」

後來雖然託「中信房屋」買到一間六張犁「墓仔坡」邊二十年的老公寓，但兩年後我就遷到羅東博愛醫院當主治醫師。義徽還是常會打電話來，告訴我他健康檢查時確定也和母親一樣，是B型肝炎帶原者。民國八十年代初，B型肝炎還沒抗病毒藥物可以服用，我常要花很多辭語，心虛的鼓勵他。偶爾我們夫妻倆也會受邀，到他新店花園新城附近的家坐坐。

那天我們按門鈴的時候，他正在修剪院子內的樹，高高興興的介紹我們院子內的花花草草，假山石塊。

「在臺北盆地內，有這樣綠意的庭院，實在是我一輩子奮鬥的目標。」我羨慕道。

「不貴呀。在法院標的，一間才八百來萬。」他顯然也很高興：「山腰層層疊疊都是老樹的蔭，可是這一帶山坡地的強固做得非常好。」

他的太太美莉牽著兒子出來：「小狗子叫史禮應。來，叫醫師叔叔！」夫人文靜得沒幾句話。電影《葉問》、《霍元甲》或《賭神》裡，江湖大俠的夫人都是隱身強者之蔭，賢淑慎語。回想起來，美莉也是。

「叔叔好，我叫禮應，爸爸說要用禮貌和人應對，不可以用拳頭。」可愛的小禮應也是靜靜的，右手握著一支棒球棍，左手棒球套裡一枚棒球，過來靠在我懷裡。

「禮應好乖！」我蹲下來一面逗他，一邊擔心的偷瞄球棒上有沒有暗紅色的血跡。

「李醫師下定決心要去美國作肝衰竭的研究了？」他重覆我前天電話裡向他說明的心願。

「是啊！二月出國吧。總希望對人類和醫學的進步有點貢獻，不要作個只會開藥賺錢的醫師。」我斜倚在樹蔭下的籐椅。

「一切都妥當了？」他遞杯高山茶過來，很關切我的計畫。自從知道肝炎帶原後，他也是戒菸戒酒戒檳榔。

「人沒點瘋狂，作不出冒險犯難的事。」我聊起我的雄心壯志：「在博愛醫院賺的錢，都拿去填墓仔坡公寓的房貸了。來年只有宋教授基金會和辜先生基金會共五十萬獎學金，扣除保險和房租，沒剩多少。全家的生活費還不知道如何著落哩！」

他沉默沒三秒鐘，突然用很篤定的口氣：「我資助你五百萬的研究費用。」

我驚訝得撟舌不下，那數目是兩個學術基金會總合的十倍，可以再買一棟郊區的小公寓了。

跌跌撞撞出他家後，妻問道：「為什麼拒絕得那麼快？可以考慮考慮分析分析呀？」

「你聽過黑手黨（Mafia）嗎？」我顫聲問妻。

「那是義大利有名的黑社會組織啊！你當我女生什麼都不懂。」妻嬌嗔道：「他們組織嚴謹，經營百業，遍及全歐，號令甚至遠渡大西洋彼岸的美洲。」「他們在義大利南部的力量有時比政府還大，連賑濟貧戶，獎學助學都是他們在辦。」

「這就是了！妳知道黑手黨家大業大，如何請律師、會計師來漂白他們的事業錢財？」我胸口還劇烈的起伏。

「綁架、裹脅他們嗎？」妻用最淺顯的邏輯。

「不是啦！聽說是重金培養貧窮功課好的西西里孩子，讀歐洲名校、美國長春藤的法律系、會計系。」我對著一知半解的妻分析：「被獎助的學者，學成歸國後都死心塌地的為黑手黨服務啦！」

「那你醫師給法拍房屋仲介贊助，日後能盡什麼力報答人家？」妻開始斟酌。

我仔細盤算後回答：「可能是替被打爆頭的海蟑螂縫傷口吧！」

「那我們還是餓肚子在美國陪老公你作研究吧！」妻爽快決定。

在洛杉磯那年，我們真是窮得錐心泣血。妻向家電賣場要一個大紙箱，黏牢開口，權充飯桌，跟鄰居分幾些盤子，一家四口圍著紙箱飯桌草草糊口好幾個月。後來，家裡有了一座最好的橡木茶几，是妻從鄰居的車庫拍賣（Garage sale）花三塊美金買回來的。每次啃著大賣場買回來老墨 Amigo 做的便宜馬糞（Muffins）蛋糕，看著樓下對街餐廳裡的高級料理，我和妻都會異口同嘆：「啊！五百萬！」

民國八十五年，我帶著對「豬肝細胞洗肝機」的疑慮回臺灣，先後在省立新竹醫院和羅東聖母醫院任職，期間也和義徽兄有聯絡。義徽肝臟裡的B型肝炎病毒終於在體內革命，爆發了肝炎，他像洩了氣的皮球來羅東找我。不同的是，時代的巨輪運轉著，各式口服的抗病毒藥正風起雲湧的發展。干安能（Lamivudine；商品名Zeffix）的廣告看板先是掛滿了美國消化系醫學會（DDW）和歐洲消化系醫學會（UEGW）的會場，再在一九九九年高高掛在臺灣消化系醫學會的會場。

「沒問題！健保局不給付這藥的話，我就自費買[註2]。」義徽面對一年三、五萬的藥費和一次三千元的高昂病毒DNA檢驗費吭都不吭一聲。

「干安能雖然全球用得嚇嚇叫，但是藥物的長期效用還沒定論、健保局也還沒給付。你不再考慮考慮？」

「李醫師你也曉得，我是B型肝炎帶原者，又有一等親的肝癌家族史，你又診斷出我已經有肝纖維化，」說到家族魔咒，再堅強的俠骨也有細膩的柔情：「我就是個一天一天等待肝癌到來的絕望之人[註3]。有什麼機會我可以放掉？」

那兩年，肝炎指數和DNA值都壓到正常值以內[註4]，他的憂鬱似乎一掃而空，常從臺北帶些茶啦、巧克力啦的禮物來送我。我也很替他高興。依據當年的舊知識，我在間隔半年的兩次門診測不到病毒後嘗試停藥。

可是不到一年，他又哭喪著臉帶著肝炎的數據和飆高的病毒濃度報告來找我。老實說，他沒拎著帶血跡的棒球棍來門診，我就夠感謝了，當然盡心為他找救援藥物。

下場是用再高一倍藥價的干適能（Adefovil，商品名 Hepsera）兩年。萬幸他的病毒配合，沒兩三個月就乖乖的消失。我看到義徽兄高興的臉神，和誠懇的「謝謝喔！我的健康又讓李醫師您費心了。」就覺得自己可能可以再苟活個兩年。

這期間，他對我的感謝真是很難形容。有時我在門診，他會突然打電話進診間：

「我現在在玉市看到一座一個人高的紫水晶，很好看。你要不要？我買了送你！」

「一個有 GPS 功能的防測速器剛上市，我給你買一個怎樣？」

「嘿嘿！有一張北海岸汽車旅館『一夜豪宅』的招待券，如何呀？」

「你什麼都不要，到底怎麼能謝你？」

「不然，有沒有誰讓你看不爽的，作老哥的讓他斷手斷腳！」

五年裡，前後兩種藥花了超過二十萬。事與願違，停藥後的半年，我竟又看到他的苦瓜臉和攤在桌上的肝炎和病毒數據。他的病毒顯然無法用干安能和干適能根治。看到他痛苦的皺眉，我心裡吶喊：「吃馬糞是對的！吃馬糞是對的！」

比較起其他感染，要根治B型肝炎病毒非常困難。一般細菌只存在病患的細胞外，所以我們可以無所不用其極的拿各種抗生素來殺死它們。這就像敵軍都在城郊的田間，我們殲滅它們時不會傷到無辜善良百姓。相對的，B型肝炎病毒之所以那麼難對付，原因在病毒DNA跑到了我們人類自己細胞的DNA上。這就像我們要對付的敵軍，跑到城裡百姓家，對著坦克車說：

「來炸死我啊！先炸死你們的人。」

坦克車當然不敢砲轟同胞，只敢對付散落戶外的敵軍。於是乎，敵人永遠無法在巷戰中被消滅。同樣的，目前的抗病毒藥也不能為了殺病毒就把肝細胞消滅，讓病患一併轟轟烈烈成仁。治標的壓抑血液中的病毒則可，治本的消滅病毒則無。

更慘的是「今日的英雄，常為明日的狗熊」！科學界每推出一種抗B型肝炎病毒的藥，就全球轟動，立刻大賣。網路資訊的時代，新藥一旦上市兩、三個月，每個病人就拿著下載的網路新聞到各醫院求藥。醫院廣告「有祕方」的有之、病人賣田賣祖產買藥的有之。五、六年下來，全球已開發國家的B型肝炎患者好像都用過了干安能和干適能。可是，最嚴苛的考驗是時間！全球興沖沖用藥，赫然發現致命性的問題。干安能不只在使用九個月以後容易產生抗藥性，而且會讓後續用藥也一併容易產生抗藥性。干適能則是藥效不強。全球的臨床醫師在摸索中紛紛挫折，全球的病人是愈早治療的愈早後悔。各已開發國家國內都一簇簇的散著抗藥性的爛攤子。

那個時代，最後一招是用副作用奇多無比的干擾素。

「用一週打一針的干擾素怎樣？身體可能會虛弱酸痛、甲狀腺功能可能被影響、白血球和血小板降低、還有可能會得憂鬱症！」我想，凡是領袖人物，不論黑道白道，都該有過人的膽識和堅毅：「雖然對身體的副作用大，可是這藥一邊殺病毒，還會一邊增加我們自身抵抗病毒的免疫力喔！」

「這有什麼好處？」大俠大哉問。

「既然這種針劑能教育我們自己的免疫力，一旦作用成功，靠自體免疫力抑制病毒的效果就最能持續終身。」其實，我知道許多醫學資訊夠、個人毅力強的知識分子，寧願選這最痛苦的治療作第一線，盤算的就是這種長期好處。

「一句話！總得讓我女人兒子以後有得靠。」賣房子的說話一點也不賣關子。大俠又一肩扛起痛苦治療的枷鎖。

不知道為什麼，我用干擾素治療B、C型肝炎的病人中，常都是小企業主最容易有論文上記載的憂鬱症的併發症。有加油站的老闆、有歐洲跑車的宜蘭總代理、有南方澳遠洋漁船船長、還有這位房仲業鉅子。每次義徽兄面無表情的去領藥打針時，義徽嫂都會告訴我義徽兄這幾個月擔心得肝癌擔心到常想自殺。

「那妳怎麼辦？」我當然擔心：「找張老師嗎？整天監視他嗎？」

「我給他一把剪樹的剪子，每次他鬱悶的時候，就載他一個個新店的社區公園逛，把人家當圍籬的金露花啦、樹蘭啦、仙丹花啦，一排排剪得整整齊齊的。剪完一下午回家，他的心情就會好一點。」

「那是合法非法呀？會不會有挑剔的人說這是破壞公物？」我常小心過度。

「那附近的社區管理員樂得輕鬆，都高興得要命。沒事他還會請管理員或躺在椅子上的流浪漢吃便當。」義徽嫂很得意她治療老公憂鬱症的辦法。一來轉移義徽對肝癌的注意力、二來使用干擾素中，身體虛弱的時段裡當體操練身子、三來當環境義工、四來廖添丁劫完富總要濟貧。「除了碧潭附近的兩個，現在新店區的公園流浪漢只要看到義徽帶著樹剪下車，都會擁過來。」

「碧潭的流浪漢為什麼不湊過來？」我對義徽嫂的但書有點迷糊。

「他們兩個從前都被義徽用棒球棍打出法拍屋。看到義徽這次竟然拿著更利的凶器，嚇得哇哇大叫！差點沒跳下水游到對岸中和。」

干擾素治療半年後，數據又呈現「病毒消失」。義徽兄高興的握著我的手謝謝。

「謝謝李兄又救了我一命！」我可以看到他眼角的淚水。

「暫時高興可以，我們還是要謹慎以下這一年中復發的可能。」一來他的肝已經輕微硬化了，各種併發症都可能；二來這好些年來，跟著全世界的消化系醫師被不成熟的用藥經驗搞得杯弓蛇影、灰頭土臉。我學會了不要太早樂觀。

民國八十年末到九十年代，就在這各種抗病毒藥此起彼落，全球消化系醫師無所適從中渡過。

民國八十一年，我在總住院醫師時代剛接下教育實習醫師責任時，把自己幾年學習中的筆記整理成冊，原想發給實習醫師病房中參考用，不料轟動全臺，整本冊子以臺大為原點，隨著實習醫師和住院醫師的派遣，散布全臺。十年間，不知翻印了多少次。為了負責，我也幾乎年年更新補強內容。那本書在那幾年就被國內消化系初學者暱稱為「惟陽寶典」。可是，從九十年代的後半起，「肝炎治療學」就成了無法入冊的痛點。不同學說各領風騷，不論美國肝臟醫學會（AASLD）、歐洲肝臟醫學會（EASL）、亞太消化系醫學會（APASL）甚至健保局的治療準則幾乎都有出入，還年年更改，甚至不到一年就改版，完全無法塵埃落定。好好一本「惟陽寶典」，停頓在紛紛擾擾的肝炎知識中，我都覺得可惜[註5]。

義徽兄病毒第四度復發的那年夏天，健保局剛好開始給付貝樂克（Entercavir；商品名 Baraclude），我開始開這個救援（rescue）藥給他服用。蟬鳴聲中，我們家也搬到羅東的田間。幾棵刺桐樹、楓樹和相思樹剛種下；土丘上的莢儉草都還沒長滿，整個後院光禿禿的，甚是難看。

「下班早點回來，義徽哥在家後院等你，帶了幾袋長長的袋子來！」我看到剩幾個門診病人時，妻突然打手機來，口氣很焦急。

我嚇一大跳，他又發現自己再發第四次肝炎時，天崩地裂的哀慟表情還歷歷在目。那時我還在想，要沒有貝樂克我就死定了。沒想到吃沒幾天藥，他就衝到我們的新家。

奔回後院時，他正拿著妻平常澆水用的綠色噴槍，聚精會神的把水汽灑在一塊塊被夏日曬裂的土塊上。妻兩手空空，好像不知道要擺哪裡。

「李醫師！你好哇！」他邊打招呼，沒表情的臉連回都沒回。

「義徽兄大駕光臨，真是蓬蓽生輝！」我兩手心都冒冷汗了。

澆了大半個鐘頭，「這麼十來年，讓您費心用了這麼多藥，我也著實花了不少錢……」他的口氣平得沒半點起伏：「是我命不好，到現在還沒根治。」

我一邊應答，一邊左看看右看看鄰田的水圳田埂，盤算等會兒他要算總賬時我如何拉妻遁走。

「你剛搬新家，不知道要送你什麼，想想就帶了些傢伙來。」

我順著他的眼光看過去楓樹蔭下，乖乖！黑黑的塑膠袋包著的物體就是棒球棍般長。義徽嫂靜靜站在塑膠袋旁，一句話都沒說。這一來遲了，真的逃不掉了。

「不用！不用！」我雙手亂揮，腦袋一片空白。

義徽把水龍頭關上，悠閒的步到楓樹蔭下。我和妻的腿釘在地上，動都不能動。塑膠袋打開，鏘啷鏘啷響，幾隻亮晃晃的鐵器掉下來，夕陽的光芒在刀鋒上閃爍。

「完了！比棒球棍還慘，是刀鋸！」我心裡一邊叫苦，一邊祈禱兩個女兒不要回家，以後才有人幫我們燒紙錢。

「這是我在新店整理社區公園用的園藝工具。你們家後院這幾棵樹日後真需要時時修剪，就送你們當入厝禮吧！」

【註釋】

註1 醫學系五、六年級見習醫師叫 clerk，七年級實習醫師叫 intern。我當實習醫師的時代，許多教授的英文還有濃濃的日本腔。我們分別被叫作「嗑辣渴」和「銀彈」。

註2 健保局自民國九十二年開始逐步有條件的給付相關於 B 型病毒性肝炎的抗病毒用藥。在此之前的許多年，病患都須自費購買高價的干安能或干適能治療。

註3 B 型肝炎帶原者，有一等親的肝癌家族史，及肝纖維化、硬化三者都是發生肝癌的危險因子。

註4 肝炎指數 G P T 正常表示肝臟沒有發炎反應；D N A 值陰性表示血液中沒有病毒。

註5 民國九十八年以後，全球對這些口服抗病毒藥物的經驗漸趨穩定。大體而言，確定：

1 停藥再發（Recurrence）是可以再使用原藥；

2 若在使用甲藥期間，病毒量（D N A）又上升，則定義為病毒對甲藥有抗藥性（Resistance），此時必須考慮另一種乙藥。乙藥被稱為救援（rescue）藥。

3 若病毒對甲藥有抗藥性時，是換乙藥或加乙藥（Add-on）則有一系列複雜的考量。

美國牙膏

靜謐中，一位著灰袍的道姑遞上一炷香，我們三個面對娘娘，可以聽到她很誠懇的祝禱：「謝謝王母娘娘指引，讓我哥哥樹根認識救命恩人李醫師，今天並引他來到座前。祝李醫師長命百歲，並且引導我哥哥走向正途……」

今天整理辦公室的抽屜，九年前藍樹根送妻的牙膏罐從一疊塵封的公文中露出蓋頭來，又勾起了我對他的回憶和不捨。

認識藍樹根是民國八十七年，九一一事件之前三年。那時，他經友人介紹，挺著大大的肚子來門診。我看他一眼，這一輩子就忘不了他的長相。他集合了許多名人的優點：蕭亞軒的眼睛，安潔莉娜裘莉的嘴唇，藍心湄的膚色，和澎恰恰的鼻孔。他矮矮的身子，永遠罩著先總統蔣公的風衣，戴著先總統蔣公的鴨舌帽，拄著先總統蔣公的T型枴杖，再加上布希總統的涼鞋。他的胸部有B罩杯的尺寸，肚子有小S孕味照的雄偉，可是他真的是「先生」。註1

他躺上超音波診察臺的那一剎那，就被春市姐和所有診療中心的阿姨們認出來：

「唉呀！我們最漂撇的黑狗兄回臺灣啦！」淑梅阿姨嬌聲問。

「紐約的小老婆照顧得怎麼樣？」美玲姨插上一句。

「王母娘娘有沒有保佑你又勾到金絲貓啊？」信天主教的春市姊最狠。

「不知道這幾年收心了點沒？」還是秋玉姊問得最委婉。

他也不尷尬，嘻嘻哈哈的和阿姨們接嘴。望著他滿肚皮因肝硬化造成的青色可怖血管，和水腫的雙腿，我委實沒法連接上他年輕時的風流史。

「我姊姊多年胃病給李醫師治好，要我回羅東這兩個禮拜來給李醫師看看。」我終於知道他姊姊原來是醫院大夥兒的老同事。

望著超音波儀畫面上滿滿的腹水，我嘆氣問：「是B型肝炎帶原者嗎？」

「真不公平！我一輩子不抽菸不喝酒，怎麼會得這破相病？」他的笑聲帶著尖細感。

「不抽菸不喝酒，只是愛玩女人。」春市姊又酸一句。

「那年雲林的歌仔戲班巡迴到咱羅東，藍樹根迷上人家當家花旦，在臺下瞇瞇的看，還送了一個禮拜的花……」淑梅姊竟然當著他的面娓娓告訴我：「後來拋下在羅東的老婆和眾多女友，跟著戲班一路到臺東、高雄。」

「精誠所至，金石為開囉！」他笑中帶著得意。

我腦中開始浮現中國武俠史上我最崇拜的兩位英雄：段譽和韋小寶。

他的肚子被腹水撐成半圓型，肚皮被「拉皮」都拉得光滑無皺紋了！加上那顆突起的大肚臍，真的像是大號的鐵板燒鍋蓋。那個禮拜，利尿劑的效果實在不好，為求速效，我只好建議直接抽腹水。希望至少他回美國海關時，不要被認為披風裡綁著自殺炸彈。

「會不會很痛？」他倒是很「惜皮」。

「萬人迷怎麼可以膽小示弱？」我一邊消毒他的肚皮一邊挖苦他。

「救苦救難王母娘娘，救苦救難王母娘娘，救苦救難王母娘娘……」段譽真的念起咒來：「安娘為，救人喔！」針進去那一剎那，段情郎的蕭亞軒眼睛閉得兩端多出一堆魚尾紋。

「怪了？為什麼不是『救苦救難觀世音菩薩』？」我一邊架好釋水筒一邊問。

「我現在在紐約皇后區法拉盛（Flushing）經營慈惠堂啦。」他肚皮上扎根引流針，哭喪著回答。

「難道法拉盛沒消化系的醫師幫你治療肝硬化？」我好奇。

「那個林醫師一直給我保肝片，要不然就是要我付費買白蛋白注射。」他口中的林醫師，是我的臺大消化系的學長，都當到省立臺北醫院的消化系主任了，中美斷交第二年，飛到紐約，又從實習醫師幹起。他的同班同學林肇堂教授，也就是我的授業師，剛當上人人稱羨的臺大消化系主任那年，他才又從美國的醫學院畢業，就落腳在法拉盛開業。我們這些後輩都有點為他可惜。

美國的科技怎可能落後於臺灣呢？其實是臺灣的健保制度一直優於美國。到美國訪問研究的醫界同仁，應該都被該國的家醫科門診醫師們的診斷弄得啼笑皆非或咬牙切齒過。美國民眾明明知道自己是什麼病，要接近專科醫師卻常有如登天困難，更遑論直接到區域級醫院或醫學中心。被延診誤診的患者不知凡幾。好好一個科技大國，健保制度搞得烏煙瘴氣，也難怪每年機票淡季都有一堆「臺裔美僑」回到我的門診來看病。

兩個禮拜後，段譽竟然又出現在門診。

「不是回美國了嗎？」我詫異道。

「回來把所有健保的賠償手續都辦好啦。準備讓你照顧我的肝。」他的回答和許多無助的僑胞一樣：「我現在大肚子沒了，身輕如燕，才知道羅東的醫師比紐約的厲害。」

我沒作聲，想想我骨子裡的學問總來自西方。

他突然拿起手機，大剌剌的在門診撥起十幾個號碼來。我正懷疑怎麼那麼多碼，「秋霞嗎？」藍樹根興奮的確認，再把手機交給我。

「李醫師好！」話機裡傳來溫柔的聲音：「謝謝你醫治我先生喔，他現在比以前帥多啦。」

「您是……？」我正狐疑，皺著眉頭看門診裡焦急的其他病患。

「歡迎你有空來紐約，我唱幾支歌仔戲給你聽！」

以後幾年，他不顧我省飛機錢的勸告，堅持來回在紐約和羅東間看診。每回抽腹水也還不忘禱告王母娘娘。我也和他成了好朋友。他常穿著涼鞋穿梭在門診和綜合診療中心，趁隙和技術員阿姨們聊天，插科打諢，讓春市姊虧一虧。如果剛好工作畢，我也會加入。

他有事沒事就包著個紙袋，送我在美國暢貨中心（Outlet centers）買的東西，有時皮夾有時墨鏡，都是我用不著的東西，有些他好像還用過，常讓我收也不是不收也不是。

我記得小時候，約莫民國五十年代末期，有一次隨祖父拿通知單，專程自恆春到高雄的郵政局領一個大包裹。祖孫倆輪流辛苦把沉甸甸的包裹扛回一百多公里以南的恆春。回家一打開，是剛嫁去美國的四姑寄來的紙箱，裡面裝滿了英文商標的牙膏、肥皂和原子筆。第一次看到祖父氣呼呼的開罵：「這些東西，臺灣哪樣沒有？往返高雄的車資就比東西貴好幾倍！」老實說，當時郵資也不怎麼便宜。那晚，興沖沖打電話回來撒嬌的四姑被祖父訓了好久。

很多人說美國回來的親友常有三氣——小裡小氣、怪裡怪氣和土裡土氣。一天到晚剪報紙上的折價券，習以為常比較哪一家電話公司的費率少兩角，讓人覺得小裡小氣；

臺灣硬體和環境的進步太快，出國前的老記憶跟不上現實變遷，讓老鄰居覺得土裡土氣；不事生產，當寓公久了，社交能力萎縮，言語索然無味到讓人覺得怪裡怪氣！其實藍樹根還有第四氣：寶裡寶氣——那種「被女人虧當作進補」的不屈不撓精神，讓我佩服他的女人緣真是犧牲換來的。韋小寶的「寶」！

藍樹根再怎麼奉我若神明，「肝炎——肝硬化——肝癌」三部曲還是在認識他兩年後走到了第三部。一顆兩公分的腫瘤在粗糙的肝裡冒出來。天崩地裂的哀號後，他接受我的建議，採用超音波導引射頻燒灼術。肝癌在半個鐘頭的時間內被燒得無影無蹤，血液中的胎兒蛋白值也回復正常。

他這次的高興更勝上回第一次抽腹水了。回紐約不久後，我住在法拉盛的大姑丈就打電話回來說我在臺灣僑社出了名。那個「很會在卡拉ＯＫ店唱歌仔戲的太太的先生」在僑社活動裡大肆宣傳！

我有點尷尬，但是藍樹根真的自作主張幫我在僑社張羅了個演講，聽說會有數百個聽眾，紐約市的劉議員還會到場致詞。數度推辭後，想想雖然美國科技先進，肝癌的病患數和治療經驗卻真不如臺灣，就算為僑胞作作公益吧。

就在機票買好，正在書房把從前對國內國際演講的 Power point 檔整理就緒之際，眼前電視上卻看著兩架飛機各自衝進紐約的世貿中心大樓。接下來兩週，烈燄中大樓倒塌的畫面和賓拉登的照片占滿了所有的媒體。紐約的大型聚會都被管控或取消，醫學演講煙消雲散。這會兒變成純紐約市之旅啦——最貴的都市之旅機票、最長的單點旅遊航程、上飛機前還要接受史上最嚴的安檢！

到法拉盛的隔天，藍樹根已經站在大姑丈家門口了。搭公車到法拉盛中心的十字路口，吃頓潮州麵和燒餅油條後，他引我到一間破舊樓房。樓房外馬路的垃圾紙屑在公車屁股的煙塵中翻飛，幾個染髮的高中生蹲在牆角吐痰聊天。老實說，上那狹窄暗梯時我還是有點猶豫。可是，陣陣傳來的熟悉薰香味和木魚聲讓我寬心不少。整個百坪大的二樓杳無人聲，裝潢飛鳳蟠龍，一如故鄉的道觀。王母娘娘中坐，帶著慈祥的容顏。靜謐中，一位著灰袍的道姑遞上一炷香，我們三個面對娘娘，可以聽到她很誠懇的祝禱：「謝謝王母娘娘指引，讓我哥哥樹根認識救命恩人李醫師，今天並引他來到座前。祝李醫師長命百歲，並且引導我哥哥走向正途……」。

我很感動，也大感慚愧。不過是盡個本分的醫療，何以克當！而且她哥哥的「歪途」，真是普天之下男性人人羨煞！

老實說，接下來一天的遊程，恐怕是我在帶他這個「導遊」。從地鐵的換乘，在中央公園閒逛、去參觀航空母艦、到上帝國大廈頂、每次看地圖問路，他都欲言又止，最後都是我出面打點。連中午吃墨西哥攤販的春捲Taco，他都叫不出來。我還得告訴他時代廣場和納斯達克證券交易（Nasdaq）看板為何有名。下午進義大利快餐館點餐時，望著菜單上的義大利文，他終於說：「李醫師，這ㄟ英文我看無啦！」

「什麼？你在紐約二十幾年不會講英文？」我大感詫異。

「反正法拉盛講國臺語ㄇㄚˇ會通啦！」

「那你遇到韓國人或印度人怎麼辦？」我知道那兒也有許多韓僑、印僑。

「就講古拜、古拜就好啦！」荷！韋小寶騙吃騙喝混江湖。

「總要買些日常用品啦、食衣住行啦⋯⋯」我更好奇了。

「結完帳就一直講『三棵柚』、『三棵柚』就是了！」

我回羅東後一個月，他又跟回我的門診。下診後，我瞥見他還坐在候診椅等我。他一個箭步衝上來，塞給我一個梯形深咖啡塑膠皮的女用包包，我小時候看祖母在叔叔嬸嬸婚禮上攜過的。

「這個包包給醫師太太用的，不是給你的。你一定要替她收下喔！」韋小寶一臉誠懇。

「別又這樣。我太太很少上社交場合。」我心裡其實在想妻可能會把它轉送給我丈母娘的娘。

「別又拒絕。這次你一定要收下，這次讓你破費白跑紐約一趟，很過意不去。」這時的誠懇比較像段譽：「喔！對了，裡面還有一條牙膏，也是美國的牌子喔！」

他離開幾步，突然又轉回身，把穿了多年的「先總統蔣公披風」褪下來，又塞在我懷裡，然後快步跑開。

依他的身高，那件帥氣的披風，可能只夠遮住我的屁股。忘了哪位診療中心的阿姨高高興興的拿回家給先生，另一位阿姨也珍而重之的收藏了那只包包。單那條白殼的大牙膏，阿姨們擱在我的抽屜裡，壓在一年一年上疊的公文下了。

爾後三、四年，他半年八個月的，肝裡就冒出幾顆肝癌。套句我肝病的老師許金川教授的評語，是「野火燒不盡，春風吹又生」，我都不計辛勞一一燒灼掉。一次連燒三個腫瘤，竟手術到夜裡十一點。有時候我都覺得，藍樹根接受射頻燒灼術之頻繁，簡直是和老天爺賽跑。

即使我都搶老天爺一步治癒肝癌，他的肝硬化症狀，如黃疸、腹水和腳水腫還是又一天一天加重。到了拖垮腎功能的末期，我都不敢再幫他抽腹水了[註2]。看著風流一世的他，天天跑來哭求我解決他的腹水，我的心都好像刀割。

那天是我參加醫學會畢回醫院銷假，才聽說昨日他突然大吐血被送到醫院，從急診處、綜合診療中心到加護病房，地板牆壁上都是他噴的血跡。來補拿死亡診斷書的姊姊幽怨的告訴我，藍樹根死前，除了哭訴對不起離去的前妻，還一直喊著我的名字。

【註釋】

註1 嚴重的肝硬化，雄性素會相對減少，病人常會抱怨乳房愈來愈超過老婆的尺寸。

註2 肝硬化末期拖垮腎功能，醫學上稱為「肝腎症候群」，常只要脫水或抽腹水，立刻惡化成無尿期，致命性極高。

鎮長檔

一對花甲鎮長夫婦和一對中年鎮長夫婦，當著其他病患的面，互相九十度鞠躬。廖老師鼻樑上老花眼鏡的鏈子一邊垂下一邊晃動；黑狗兄鑲鑽領帶夾下的領帶一邊垂下一邊飄動。廖老師右手搭在黑狗嫂左前臂，親暱聊天起來。老鎮長和中年鎮長開始互相搭腔……

肝炎三部曲「肝炎——肝硬化——肝癌」這個病還真普遍。民國七十三年底「全民接種B型肝炎疫苗方案」前出生的民眾，七個人裡就有一個B型肝炎帶原者，這些都是肝癌的好發族群。加上C型肝炎或其他原因導致的肝癌，肝癌的人數數十年來都高居國內癌症的前兩名[註1]。其普遍的程度，讓我一個小小門診裡就常有母子檔、祖女孫三代檔、夫妻檔的肝炎患者。不蓋你，連父子檔、兄弟檔的肝癌，甚至沒有血緣關係的夫妻檔肝癌，在我門診都好幾對，夠猛吧！不過，前後屆鎮長檔的大概就這麼一對了。

先說七十好幾歲的老鎮長囉。全家搬過來羅東後，他的名字就常出現在我們逛進逛出的老舊國中國小門口。可是我先照顧的是他的夫人廖老師。廖老師是我門診護士美雪的遠房親戚。那次右上腹痛、高燒來到急診，腹部超音波上顯示好大一塊肝膿瘍，急診醫師說不立刻開刀有生命危險。老夫妻倆急得要命，老淚縱橫。案子轉到我這兒，我對著電腦斷層的畫面，評估還好，應該可以用超音波導引，作幾次的抽吸（aspiration）治療。

兩老一邊疑懼，一邊看著污黃帶血的稠膿自體內神奇的流進一管管三十C. C.大針筒，螢幕上的膿包則逐漸縮小。

「現在肚子覺得舒服多了吧！」我制式的確認廖老師的反應。

「怎麼這麼神奇，真的立刻好多了。」廖老師吁出那口憋住的氣：「我那孝順兒子還硬要我舟車勞頓，轉去臺北的醫學中心。」

「配合適當的抗生素，約兩週左右應該可以痊癒吧。這種情形，在我們消化系門診中的糖尿病患者非常常見。有些糖尿病患者，多年不自知，第一次提醒他有糖尿病的痛苦症狀就是這種克列伯菌（Klebsiella pneumoniae）肝膿瘍！」這種病案實在不少，我還是很制式的回答。

可是兩老的感激就不是那麼制式了。從此，門診追蹤中，禮盒水果，多得我不知怎麼推拒。

老鎮長永遠是老舊深色夾克，廖老師永遠是一襲玄藍旗袍，隱沒在今日鮮紅亂彩的門診衣著中。可是，他們兩位有日式上流社會的紳士閨秀之範，卻隱隱然矯矯不群。偶爾我也會聊深了：「鎮長有沒有也像日本男人一樣大男人主義啊？」當下的反應一定是老師嬌嗔鎮長脾氣壞，委屈一世人；鎮長則連連稱無辜。

我自小習書法，多年無成，但對鋼筆字工整勾畫的要求，倒是成了習慣。看到感謝函中廖老師嚴整婉約的字跡，著實激賞。常開玩笑要她幫她甥女，我的門診護士美雪，補補書法。

「咳咳！李醫師見笑了，」老鎮長客氣的回答：「美雪常稱讚李醫師的筆書，家內一人讓您相救已經銘感不已，怎麼還敢班門弄斧。」

那天早上查房，嘿！怎麼換老鎮長躺在病床上。廖老師坐在床頭愁容滿面。

「難道廖老師肝膿瘍又復發？老鎮長您要讓廖老師多躺著休息啊，不可以大男人主義，霸占她的床位。」我勸道。

「這會兒換我右上腹痛啦。」老鎮長哼哼唧唧。

「這詭異，肝膿瘍可不會像感冒那樣傳染啊！」我納悶：「這下子，要救你們家內兩人了！」

「呃……」我分析手邊影像資料：「電腦斷層和超音波都顯示不是膿瘍，是肝癌！」

當天下午，我用超音波導引射頻燒灼術（RFA；Radiofrequency ablation）把他的肝癌燒掉。老鎮長的子女們狐疑看著父親拒絕赴臺北的醫學中心治療；老鎮長則狐疑的看著肚皮上幾乎找不到的小傷口：「真的半個鐘頭就治療完了？李醫師你到底是有醫我沒醫？」

出院是第二天的事；電腦斷層證明肝癌燒得一乾二淨是第二週底的事；肝癌指標

「胎兒蛋白」（alfa-fetoprotein）下降回正常值是第二個月的事。二老的感激則是沒斷過的事！

就幾個月後，門診來了位五十歲左右，高挺的男士。老實說，他也是讓我很難不留印象的——他進門時，先和四周病人家屬揮手打招呼。嘿！真有剛要出門的家屬回招呼哩。他長得像老一號的港星郭富城，眉宇間有股英氣；可是一頭染髮劑染黑的疏髮，用定型膠梳得有五公分高，髮油的味道則是和著薄薄的古龍水味，從他應門時就飄到我鼻孔裡。他標準的身材，套上那過度筆挺、摺痕明顯如新的西裝，活脫像個活動的百貨公司衣架子。超尖頭皮鞋擦拭之亮確然達到「光可鑑人」的地步。左後方相伴的微胖婦人則相貌平素，穿著樸實，文靜得沒半句話。

「李醫師，」他站著躬身講話時，全身關節都鎖得直直的，只有腰關節微傾；左手還會平舉胸前，按住西裝衣領。這讓我想起《名偵探柯南》卡通裡的漫畫人物。「我是慢性C型肝炎，在其他醫院被檢查出有一個肝癌，想來這兒接受RFA治療。」真夠開門見山。

「你怎麼會跟上一位病人家屬打招呼呢？」我跳過他的問題，倒先好奇他的詭異行為。

「他是我的選民啊！」他邊說邊左顧右盼，又向另一位開門進來探頭的病患微笑招呼。

「選民？您是？」我總覺得來看我的民意代表或地方官員，都比較像老鎮長那樣紳士、正經八百的；眼前這位比較像花花公子。

「我是前幾屆的鎮長啦！」他遞出名片，目前任職臺北的一家航太工程公司。

「嘩！又一位鎮長？」我倒好奇了，整個身子轉離電腦畫面，瞪著眼前這位老帥哥：「那為什麼不再連任造福鄉里呢？」

「唉！少年拚出名，吃老顧名聲喔。政治黑暗，政治黑暗。」花花公子嘆道：「人情世事陪夠夠，無鼎ㄍㄜ（又）無灶。」「少年未曉想，食老無成樣！」

「可是你的班底呢？你不繼續作鎮長，有時有一堆人會怕餓肚子、不甘願？」我想到恆春阿公過世時，一堆他的樁腳在靈堂前鼓動淳仁叔披掛出馬選舉的場面：「這叫『做戲的欲煞，看戲的毋煞』。」也回句諺語。

「哼！當鎮長時啊，這群人『好事無相請，歹事才相尋』。」他顯然很有感慨：「剛下鎮長沒兩個月啊！『起厝動千工，拆厝一陣風。』」

「可是你從前很風光喔！站在宣傳車上揮手時，鎮上好多女生都很迷你哩！」護士美雪突然想起來：「李醫師你外地來的不曉得，當年羅東的婦女票恐怕都是他的囉。」

「你那麼帥，倒是可以當電影小生拚倒二秦二林[註2]。以前一定很風流吧！」我一邊在他的電腦斷層片上分析我手術時可能的進針方向，一邊越來越好奇這位黑狗兄的歷史。

「我老公少年時啊！是食飯配菜脯，儉錢開查某。」黑狗兄身後的婦女突然也開始撂起臺語諺語。

「我當時追女孩子喔！一錢、二緣、三水、四少年、五好嘴；六敢跪、七皮、八糜爛、九強、十敢死。」黑狗兄愈講愈得意，諺語真個如萬斛泉源，不擇地皆可出[註3]，渾不覺太座大人就在身邊。

我們尷尬的望著他背後的女士：「那妳不介意？」

太座大人氣概之慷慨，令全天下男士折服：「輒罵未聽，輒打未痛。玩累了，自然就會回家落巢。」每個公眾人物的太太都這麼開明練達，《蘋果日報》和《壹周刊》的記者都沒得混了。

「黑狗鎮長打扮成這樣，難道妳……」看著她樸素的衣著，另一位病人阿月嫂不滿的發難。

「美醜在肢骨，不在梳妝三四齣，」黑狗嫂當然看出一座的納悶，淡淡的回答：「不是我的永遠追求不到，是我的就不會跑掉啦！」

「我這世人啊，娶得一個好某，卡好三個天公祖！」黑狗兄突然當著大庭廣眾跟老婆撒嬌起來：「起厝無閒一冬，娶某無閒一工，娶細姨無閒一世人。」坐下來的他，腦袋只差沒塞進老婆懷裡。

「你這個翁啊！歹瓜厚籽，歹人厚言語！」黑狗嫂的撒嬌也迅雷不及掩耳。

「衫著新，人著舊。」兩個人突然同聲道。

久聞宜蘭是臺灣歌仔戲的發源地。難不成他們夫妻倆在家，都用諺語輪唱？

和老鎮長的肝癌一樣，術後兩個星期的追蹤電腦斷層，證明它也被燒得煙消雲散。歡樂過後，接下來是治療他的慢性C型肝炎。

「干擾素和 Ribavirin 治療的半年中，每週打針。頭髮會變少，人會疲憊[註4]，沒辦法作黑狗兄風流喔！」我言明在先。其實上個禮拜已經要他先上網看過相關的知識。

「七月半鴨，毋知死活。都得肝癌了，」老婆道：「還想作什麼黑狗兄？」

「橫也是一刀、豎也是一刀。為了肝病斷根就治療吧。」黑狗鎮長很乾脆。

「如果你不接受肝臟切片病理化驗，目前健保沒給付。半年下來，要十幾二十萬喔！」我習慣先說醜話，免得有些人治療到一半撐不下去，中輟治療徒呼遺憾。

「時到時擔當，無米煮蕃薯湯。」[註5]還是很有決心。

以後的每個禮拜會面，我都一邊抄寫學習他口述的豐富臺語諺語，一邊觀察他白血球和血紅素的下降。

有幾個小節，讓我的印象很深刻。一是他從不主動喊痛苦；二是他從不插隊。他的白血球第一個月底下降到一千五左右；血紅素更嚴重，降到六、七之間，已經低於正常男性的一半。

「還喝酒應酬嗎？」我問。在這宜蘭，多的是病人邊治療肝邊糟蹋肝。

「滴酒不沾！」斬釘截鐵。

「黑狗兄累不累？走路喘不？」看他的精神，我實在得問。

「虛累累（ㄏㄧ ㄌㄝˋ·ㄌㄝ）！」他一邊虛弱的搖頭：「不只上樓梯會喘，站坐久了都會頭暈。」還是一邊左顧右盼，和診間內的鎮民招手。

「現在他上下班交通都是我負責接送，怕他出車禍。」黑狗嫂一把把黑狗兄的頭摟在懷裡。這個場景，讓我印證了上次門診諺語課教授的那句「細漢父母生；大漢某生」！

「要不要降低藥的劑量？」有時，把口服藥 Ribavirin 的劑量降低一點，血紅素就穩得住。

「不用！免得治療效果變差。」腰一挺，他又很堅持。

「要不要輸血？」有些病人撐不住貧血，會要求用這招撐完治療。

「不必！」黑狗兄撐住一口氣：「李醫師上回不是說過人類現今科技並不能證明 B、C 型肝炎病毒外，血液中沒有其他傳染病源嗎？」

「目前工作還撐得住嗎？」我佩服他的勇氣和用功之餘，還是得關切。

「賺錢有數，性命愛顧。」又是一句諺語。

「很多病人，有真虛弱有假虛弱，都會要求插隊先看，說要早點回家休息。」我佩服的問：「你們怎麼都不會要求插隊？我說不定會答應一遍喔。」

「免！免！一遍賊，百世賊。」他堅持：「坐乎正，得人疼！」

那半年，就在悽悽慘慘的各種堅持中渡過。結案時，他已是唇顏蒼白，但血中偵測不到病毒，算是他辛苦的代價。

「真正成功，要半年後血中仍沒有病毒才算。[註6]」我警告，但給他點光明：「至少以後幾個禮拜，你的白血球、血紅素漸漸回升正常，又是活龍一條，又可以風流快活了。」

風流快活不知有沒有，政治皮癢搞怪倒有。

半年過後，容光煥發的他，昂首闊步走進診間來追蹤病毒量。跟我打招呼前，還是習慣先跟診間內的其他病人家屬打招呼。

「最近幹嘛！意氣風發喔！」我一邊開立C型肝炎病毒量的檢查。

「到南投幫一個立法委員競選連任。應酬了幾場。」

「唉！家己晒桌腳、去煩惱別人厝漏。」黑狗嫂搖頭：「政治癮又犯了。」

「我以前競選鎮長時，他有來站臺。」黑狗鎮長辯道：「吃人一斤，嘛著還人四兩咧！」

「可是你去年治療前，不是發願要好好照顧你的肝？」我有點困惑。

「哼！落水叫三界，上水叫無代。」停了半年的諺語課，黑狗嫂突然來一句深奧的。意思是溺水時緊張的呼天喊地叫神明，待得安全上岸又顯得不痛不癢。

「也ㄇㄚˇ體念去年那麼辛苦治療你自己的肝炎肝癌，少點應酬喝酒。」他拿著抽血單出門前，我叮囑兩句。

「會、會、會！」

他並沒有依約在兩週後來門診看驗血結果。我也在電視上看到那位南投的立委連任失利。月餘之後看到垂頭喪氣的他。

「恭喜！還是沒測到病毒。真的根治了！」好醫師應該立志先說好話再聽八卦。

「李醫師功同再造。萬謝萬謝。」

「去南投辛苦嗎？」我旁敲側擊的很謹慎。

「扛轎喊艱苦，坐轎ㄇㄚˇ（也）喊艱苦！」鬥敗的口氣，立刻又像血紅素只剩六、七。

「值得嗎？」我開始大膽點問。

「若無一擺襱，路邊那有『有應公』？」有賭神風範，連失敗都頗有豪氣。

「怎麼輸了？」

「哼！我臆呀，」他不甘心：「好央叫，拚輸新臺票。」連選舉都有諺語。

「第一憨，替人選舉跑運動。」黑狗嫂插話進來：「李醫師有沒有什麼藥可以戒政治癮的，我們再一起來治他個半年。」

護士美雪按鈴，下一號開門進來的，赫然是老鎮長和廖老師。

「老師好！老師好！」黑狗鎮長慌忙起身相迎老鎮長：「學生夫婦在此。」咦！奇了！這麼久的交往，我瞭解一組好像是泛藍，一組好像偏泛綠。怎個稱起老師學生來？難道藍綠因我而大和解？我心裡有點飄飄然。

然後是場對稱的畫面：一對花甲鎮長夫婦和一對中年鎮長夫婦，當著其他病患的面，互相九十度鞠躬。廖老師鼻樑上老花眼鏡的鏈子一邊垂下一邊晃動；黑狗兄鑲鑽領帶夾下的領帶一邊垂下一邊飄動。廖老師右手搭在黑狗嫂左前臂，親暱聊天起來。老鎮長和中年鎮長開始互相搭腔。

「一年多前，老師介紹這位李醫師，真的把我的肝炎肝癌都治好了！都是老師的功勞。」

「可是聽你的那堆酒友說，你最近又大開喝戒……」

好多病患好奇的看著這對昔時父母官，我也撐著頭瞇眼看著他們的互動。想想，馬英九和蔡英文說不定也應該來看看。

【註釋】

註1 臺灣數十年來前兩名均為肝癌和肺癌。但大腸癌逐年增加，民國九十年代後葉和肝癌互為伯仲。

註2 民國六、七十年代的文藝愛情片，最有名的男主角是秦漢、秦祥林；最有名的女主角則是林青霞、林鳳嬌。

註3 語出宋代蘇軾〈自評文〉。

註4 C型肝炎干擾素的標準治療，是合併干擾素長效針劑和口服Ribavirin。干擾素可能引起白血球或血小板降低、疲

倦感、或甲狀腺功能異常等。Ribavirin則引起溶血性貧血或憂鬱。

註5 民國九十二年十月一日後，健保局逐步開放對B、C型肝炎治療的給付。在開始的六、七年中，規範欲接受健保給付的C型肝炎患者，須接受肝臟切片檢查。臨床上，有些病患因拒絕切片而放棄治療或寧可用自費治療。

註6 干擾素療程剛結束時病毒的消失謂之「End of treatment viral response（ETR）」，在臺灣，半年療程過後，約有七、八成病患可達到此初步效果。治療結束後的半年，若仍能維持血中無病毒，可視為根治，臨床稱之為「Sustained viral response（SVR）」，約有五、六成病患有幸達成。但在民國九十九年後，我國消化系醫學會建議採用療程中的病毒量作指標決定療程長短。

象鼻子與臍帶

佳文被推進診療中心時，我們都聞得出她身上像小女娃般的香味。她白中帶粉的皮膚，像是被長輩疼愛呵護的女嬰才能有的。乾淨漂亮的衣服，比媽媽的還好。頭上戴著絨帽，懷中一隻小布娃娃。即使右邊的臉頰癱瘓，仍看得出是一位小美女。最讓我印象深刻的是：她帶著微笑……

「我姓廖。李醫師確定胃瘻管比鼻胃管更能讓病患活得快樂，活得有尊嚴嗎？」站起來問的女性，面貌清麗中帶點風霜，可是樂觀的眼神中帶著炯炯的光芒。她身著紫毛衣，剪著民國七十年代高中女生的短髮，一看就知道為了清理方便。

「基本上，只要有意識的病患都不喜歡鼻胃管。」在長期照護學會在宜蘭縣舉辦的胃瘻管講習會上，我用最淺顯的語言和臺下的護士們溝通：「醫院常有很多病友，明明需要插鼻胃管引流腸道穢物，還是千理由萬推拖，ㄍㄧㄥ到最後就簽張『拒絕放置鼻胃管自願書』。」

「廖小姐妳應該知道啊，」蘭光安養院的俞小姐舉手幫我的腔：「其實我們安養院長年臥床的中風患者，也會下意識用健全的手去拔掉管子。常常裝好沒幾天就拔掉，一拔再拔，搞得從前照顧的護士神經兮兮，卯起來把老公公老婆婆的雙手綁在病床兩側。」

「這下更慘了！」我警告：「綁後沒法時常翻動身子，身上骨多肉少的地方就會磨出了褥瘡，深到見骨，有時膿瘡的惡臭還招來一堆蒼蠅。」

「我們的病患也當然不喜歡鼻胃管！」九福安養院的官小姐也搭腔：「老人家常受不了管子一直在鼻腔和喉頭擾動的不舒服。而且鼻胃管常會戳傷胃壁。三不五時看到咖啡色的髒血從鼻胃管流出來，常讓病人家屬心驚肉跳。廖護士妳連這點都不知道嗎？真沒經驗。」語氣有點倚老賣老。

「其實，最嚴重的，還是有意識的病人的自尊心問題。」我把大家的話題轉向。

「我們的病人一半以上都沒意識啦，還談什麼尊嚴？」官小姐還是霸氣十足。

「是啊！我們也不瞭解鼻胃管和尊嚴有什麼關係。」臺下護士們紛紛質問：「給個例子說明吧！」

「好吧！約十五年前，有一個住員山鄉姓龔的鐵工廠大老闆，」我清清感冒初癒的喉嚨，開始回憶：「喉癌治癒後，得了憂鬱症，工廠也經營得有一搭沒一搭的。經人輾轉介紹，那天他和媳婦、五歲的孫女到我這兒。那小女娃兩頰瘀青，一直躲在媽媽後面不敢靠到阿公身旁。」

有故事聽，整個熙熙攘攘的百人會議突然安靜下來。

「你說我要怎麼再振作？」龔大老闆掛著像象鼻子般的鼻胃管，幽幽的說：「從前上班鈴聲一響，工頭工班一起站在我面前的廣場，作完日本式戰鬥操後恭敬的聽我分派工作。現在呢？我從醫院回去，剛第一天上工，大夥兒就竊竊暗笑。等到作早操時，這條管子在大家面前像鐘擺晃呀晃，大家終於爆笑出來。」

「生完大病，在家含飴弄孫，安養天年才是幸福啊！工廠就交給您公子罷！」我那年建議道。

官小姐又插話：「李醫師撈過界啦！竟然在消化系門診當起心理醫師兼社工師。」

「問題就在含飴弄孫啦！」換媳婦幽幽道：「這三個月公公真的帶詩琪上下幼稚園。」

「可是前天下午去接詩琪，回來祖孫就鬧翻了。你看詩琪的臉。」

「哇！瘀青的印子真的像隻手咧。怎麼回事？」我當時擔心是不是祖父太閒，沒事逼小孩子背英文算數學。

「不是啦！詩琪高高興興要唱給阿公聽下午老師剛教的童謠。」媳婦越說越委屈。

「那不是很溫馨嗎！」我邊被媳婦拉到診間後的走廊邊疑道。

「是啊！是啊！」臺下眾護士喧騰起來，好像都站在我這國。

「可不是，詩琪一直很愛阿公的。可是她唱的是：」媳婦鬼鬼祟祟的哼出旋律：

「『大……象，大……象，你的鼻子為什麼那麼長。』『媽……媽……說，鼻……子……長……才……是……漂……亮……！』」註1

仁愛之家的瑞珠學妹端上一杯熱茶給我。故事在大家哄堂大笑聲中繼續：

「徵得全家的同意，我把龔老闆的鼻胃管拔除。另用胃鏡導引，花十分鐘的時間在他肚皮上開個瘻管，並裝上矽質胃瘻管（PEG；Percutaneous endoscopic gastrostomy）。手術完畢，他著裝把肚皮上這條像『臍帶』的胃管用襯衫蓋上，整個臉又乾乾淨淨的沒管沒線。他在鏡子前左看右看的照著老俊臉，笑了半個鐘頭。」

「這下沒了象鼻子，不可以再怪詩琪了！」我拍拍龔大老闆的肩膀。

「當然、當然。那時阿公不乖。」龔老闆笑得眼睛都瞇了起來，「阿公以後疼詩琪。」

「不可以疼詩琪。」我當時邊整理手術器械邊正色道：「要尊敬詩琪。」

「咦？阿公尊敬孫女？」龔大老闆疑惑了。

「詩琪的臍帶已經都剪掉五年嘞！」我對著滿場護士好奇的眼神：「我要龔大老闆用理智：『可是你的臍帶還要用那麼久。』」

「所以啊！」我對著臺下笑得東倒西歪的護士們作結論：「胃瘻管能帶給風燭殘年的老人家，最後三、五年的生命尊嚴。」

「可是我女兒只有二十二歲，不是風燭殘年。」廖小姐在鼓掌聲中突然開口。她的話讓喧嘩的場面突然靜下來。大家都有點錯愕。

「妳不是我們護士？」蘭光的俞小姐小心問道。

「我女兒車禍九年來，都用鼻胃管。」廖小姐靜靜的說：「我是她媽。」

整個場面突然安靜得連根針掉在地上都聽得到。

「佳文愛乾淨又愛漂亮。鼻胃管給佳文帶來的痛苦，這九年來天天煎熬我的心。」

「喔！剛才講話冒犯妳……」官小姐在後座突然吞吞吐吐起來：「我給妳對不起。」

「我女兒車禍後常年有水腦的併發症，並手術接了一條從右腦室到腹腔的管線（ventriculo-peritoneal shunt）[註2]。請問這樣的病人能裝胃瘻管嗎？」廖小姐突然提出一個多年來一直困惑消化系醫師的學術問題。

我當然很驚訝她的用功，也不可能再用寓言般的比喻，必須開始用醫學的術語和解剖的思維對她說明，她也行雲流水般的和我一問一答。整場靜悄悄的聽我們討論。偶爾臺下會有幾聲：「嘩！廖小姐懂得比我們多太多了。」「我剛剛真是班門弄斧，羞死了。」

※　※　※

這十來年，PEG的技術漸漸普及，成了歐美國家長期照護餵食困難患者的利器。尤其當頑固的老人家脾氣來的時候，有緊閉嘴巴不吃的、有一口飯含在嘴裡半個鐘頭不吞的、有把餵下去的飯再吐出來的。氣得安養機構餵飯的護士一把眼淚一把鼻涕是常態。有了PEG，護士先把飯菜經胃管餵進去，就有多餘的時間照顧老人家的心情，甚至作團康、陪下棋。

那臺灣呢？不知道是不是中國人對身體完整性的傳統概念作祟，怕在自己的肚皮上開洞，普及率非常低。

全臺灣用這種先進的餵食照護技術最多的要算是馬利亞仁愛之家的郭修女了。郭修女是個奇人，年輕時加入靈醫修女會，早先還是我們聖母醫院加護病房的護理長。她律己律人都非常嚴厲，到現在醫院裡曾經給她帶過的都已經當上護長督導了，可是談起郭修女都是又尊敬又畏懼。郭修女幾十年前發願到非洲肯亞邊行護理邊傳教，聽說照顧的都是大家視為畏途的愛滋病患。她回國後，發願建成一座現代化的安養中心大廈。數十年辛勞，在二〇一〇年，罕見的以本國人而能獲頒「醫療奉獻獎」最高榮譽。滿頭白髮的郭修女端莊美麗，每次看到她，我腦海中都會替她的年輕歲月編織一些浪漫的故事。

仁愛之家的愛心與進步，不只宜蘭縣境內，連西部的安養機構都常來觀摩，這次長期照護學會辦的講習就是借用仁愛之家的會場。郭修女直接接觸的都是西方世界的新知，命我全力配合推廣PEG的餵食照護。幾年來，仁愛之家數百病人，有五分之三都裝上了「臍帶」。聽說很多病人從此高高興興的讓護士們推到戶外曬太陽。縣內其他安養中心看著羨慕，也紛紛打探仿效。

去年，長期照護協會終於開始推廣PEG管了。幾位西部醫學中心的演講者與高采烈召集各長期照護單位去上課。不料這下才發現「後山蠻荒之地」郭修女和瑞珠所領導的胃瘻管團隊，大規模照護的經驗遠遠早過西部十年以上，實務經驗之豐富更令人啞口。這下「學生變老師」！長期照護協會倒要恭恭敬敬請瑞珠去西部巡迴演講了。

※　※　※

黃佳文被推到綜合診療中心的時候，大家嚇了一跳。

往昔醫院工作同仁對長期臥床患者的一般印象，是滾在夾著怪味床褥中的可憐動物。他／她們一邊呻吟一邊被粗魯的翻動，眼角有眼屎、嘴角有口水，嘴巴裡還泛著腐臭的氣息。吊在鼻孔中的鼻胃管壁上常附著上一餐管灌食物的渣滓。屎尿偶爾都會漏到紙尿布外，我們打開紙尿布時，會陰兩側和鼠蹊部的皮膚都被屎尿浸蝕得爛爛紅紅的。旁邊跟著的外傭，在我們作檢查時一股勁兒的打手機跟同鄉聊天。

可是佳文被推進診療中心時，我們都聞得出她身上像小女娃般的香味。她白中帶粉的皮膚，像是被長輩疼愛呵護的女嬰才能有的。乾淨漂亮的衣服，比媽媽的還好。頭上戴著絨帽，懷中一隻小布娃娃。即使右邊的臉頰癱瘓，仍看得出是一位小美女。最讓我印象深刻的是：她帶著微笑。

「你確定佳文要裝ＰＥＧ？她的腦室有引水管。」我術前最後一次向父母確定。

「既然李醫師說能讓佳文更有尊嚴，生命更有意義。」佳文的爸媽出手術門時的態度很堅決。

掀開肚皮，每件衣物都是白淨帶著陽光曬過的香味。我們依照程序，在十分鐘裡，先用胃鏡的強光在肚皮上定出切入點、無菌消毒、手術接管、最後固定胃瘻管在傷口上。我打開手術門時，夫妻倆正在作禱告。

「術後還得注意。因為她有腦室引流管，為了預防感染，不能馬上用PEG管餵食，需要多住院用兩、三天的輸液營養，並佐以預防性抗生素。」

「感謝主，一切順利。」夫妻倆露出笑容。

隔天清早查房時，明亮的陽光剛好射在佳文的床頭上，佳文媽媽正坐在枕邊摟著佳文。佳文手上還是那隻可愛的布娃娃，剛好沒戴帽子。右顱殼缺損的地方，因為腦壓腫脹得厲害。「要到十點左右才會慢慢消脹。」佳文媽媽說明：「腦壓高時，佳文會有點難過，布娃娃會陪她渡過。」

「這幾年國際間的論文[註3]也對這樣的孩子裝PEG管很樂觀。只要腦室引流管和PEG管不要同時裝就不太會引起中樞神經感染。兩者裝置的時間隔得越久，就越安全。」我引用最新的論文鼓勵她們母女倆。

「感謝主，我們等待這麼多年，愛美的佳文終於又可以有漂漂亮亮的臉蛋了。」略顯風霜的媽媽還是很高興：「佳文手手抱媽咪。」佳文的左手緩緩舉起來。

九年來，佳文媽媽是這麼正面，這麼充滿希望，我總是覺得很特殊。當天晚上上網，就碰碰運氣，用「黃佳文」三個字當關鍵字查索。哇！有十幾篇文章。映入我眼簾的照片，是佳文手中的布娃娃，和一本書：《等待飛翔的小天使——佳文娃娃的故事》，有馬英九和白冰冰的推薦。

那是在二〇〇一年，佳文還是羅東國中一年級的時候，和同學到宜蘭參加跨年晚會回家時在五結出了車禍，被車子從後面追撞。雖然經歷二十八次的手術，從死神的手中搶回，但昏迷指數只剩下代表植物人的「三」，所有的醫師都不看好。可是佳文的爸媽怕看護照料不周，雙雙辭去工作，堅持自己照顧。二十四小時日夜輪流照顧，只盼奇蹟出現。佳文從小愛跳舞，黃爸爸還把佳文的房間貼滿舞者的海報。

為了貼補家用，黃媽媽開始踩縫紉機做布娃娃來賣。黃媽媽對買的人說：「你買我一個娃娃，當作給佳文的祝福。」

幾年後，老天垂憐。佳文竟然慢慢恢復意識。五年後，佳文的爸媽把這段刻骨銘心的歷程撰寫成這本書《等待飛翔的天使》，印證他們堅持不放棄的愛。

出書那年的母親節，佳文用她還可以動的左手，送康乃馨給媽媽。

感謝我的職業，它讓我看見人性的光明面，和幫助需要幫助的人。

【註釋】

註1 這是有名的童謠。原譜是：（3／4拍）

| 1・6 5 | 1・6 5 | 1・2 3 5 | 3 3 2 1 2 | — — |

大 象 大 象 你 的鼻子 怎麼那麼 長 ……

| 5 5 3 | 6 5 3 1 | 2・3 6 5 | 1 — — ‖

媽媽說 鼻 子長 才 是漂 亮

註2 把引起腦壓增高危險的腦脊髓液排洩到腹腔，再由腹腔吸收掉這些水分。

註3 參考論文（依正式醫學文獻格式）：

Percutaneous gastrostomy in patients with a ventriculoperitoneal shunt: case series and review. Baird R, Salasidis R. Gastrointest Endosc. 2004 Apr;59(4):570-4.

Surgical and nutritional evaluation of children with percutaneous endoscopic gastrostomy [in Spanish] Limousin IT, Velilla AG, Caro JG, Azc rate JM, Asensio JC. Cir Pediatr. 2009 Jul;22(3):139-41.

Is percutaneous endoscopic gastrostomy tube placement safe in patients with ventriculo- peritoneal shunts? Jin-Soo Kim, Yong-Wan Park et al. World J Gastroenterol. 2009 July 7; 15(25): 3148 - 3152.

第三章

醫・病・人・心

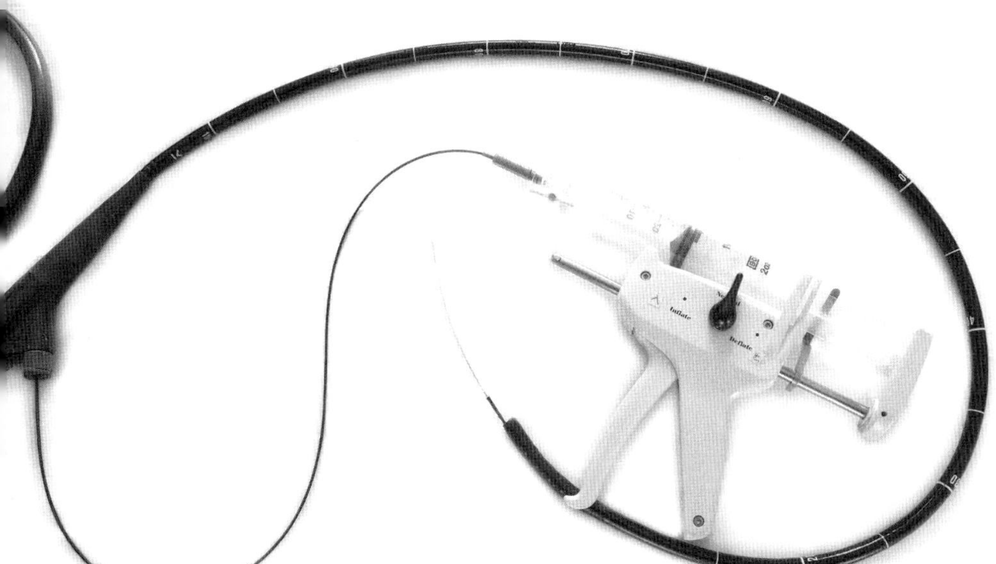
Inflate
Deflate

火鶴之舞

秀妹一手兩杯，雙手水平展開，右腳又在左腳前，呈腳尖著地腳式（punta）；左腳呈前半腳掌貼地式（planta）。指間的兩個瓷杯杯口相對。

「啊！佛朗明哥舞！」我大叫起來……

「Ngai Ehou！秀妹！」我一進526房，就用她熟悉的族語和第二床的古秀妹打招呼。病歷上註明民國三十九年生，有菸和檳榔的歷史，住院原因為食道癌復發，併發吸入性肺炎。

古秀妹床邊灑滿了包著血、包著濃痰的簇簇衛生紙，味道實在不好。聽護長說隔壁床的病患家屬有皺眉鄙視的、有咒罵要求換床的，秀妹很無奈，不知道怎麼跟鄰床對不起。

「Ngai Ehou！醫師！咳、咳、咳。」一口帶著濃痰和血塊的鮮血又從古秀妹喉頭噴到她手上的衛生紙。她瘦削的皮包骨的身子因為劇烈咳嗽，整個兒晃動起來，因為重度營養不良而深陷的眼窩裡，有著一雙咳到布滿血絲的大眼睛，和圍著的黑眼圈。

「真的該考慮裝上食道支架了！」我坐在她的床邊勸她。一般醫師是走動查房，但護長和專科護理師靳惠汝都知道我要和病患討論一段長時間時都會坐下。更何況古秀妹總是我們內科棟大樓工作多年的打雜阿嫂同事。

「放射化療前我就說裝個支架好進食，維持治療期間的體力，妳也不裝。整整好幾個月只能喝牛奶果汁，瘦成這個樣子。」我誠心的勸她：「現在食道腐蝕出一個到氣管的瘻管，妳吞一口口水嗆一次，身體糟蹋成這樣，實在應該對自己好一點。」

「從診斷出食道癌兩年都沒裝食道支架，現在走到這人生盡頭，何必再花這筆大錢？」秀妹邊咳邊皺眉：「還要五、六萬那麼貴？」她說話時，還會從口中逸出聞之欲嘔的食道癌塊腐敗的臭味。

我解釋道：「好的鎳鈦合金網狀覆膜支架一支是要六萬塊左右，視當時美元的匯率而定。主要是它比起舊式塑膠型支架舒適許多。」

「用五、六萬換不嗆不咳，換能躺著睡好覺？」喃喃自語中，第二口血絲又咳出來。

我心裡想，沒有這根五、六萬元的食道支架堵住瘻管，肺炎一天一天加重，秀妹要再活兩個禮拜都難。

「妳可以託妳們護理長跟妳們醫院的神父說看看啊！」隔壁第三床摀著鼻子的印尼新娘也勸道：「說不定神父會給員工一點幫忙。」第一床的病人乾脆用床簾把自己關起來，好像紗簾可以隔開臭味。

我沒作聲，臺灣的貧富差距在逐漸拉大中，我總覺得秀妹應該是在M型社會裡可憐的那一個高峰。我記得民國八十五年我在省立新竹醫院也看到一位溫老先生，一樣的在多年菸酒後得到食道癌，一樣的因為開始吞嚥困難而到門診，一樣的先接受化放療（CCRT：Concurrent chemo-radiotherapy），吞嚥順了幾個月半年，一樣的一年內就復發，並引起食道氣管瘻管（Esophago-tracheal fistula），嗆咳不已。他在竹科工作的兒子用濃濃的客家腔國語說：「六萬沒問題！我爸爸養我育我，現在不過想吃一碗滷肉飯。就是花六十萬我也要在他臨終前完成吃滷肉飯不嗆到的心願。」身價上億的人可以這樣豪爽，這位花蓮秀林鄉來的秀妹呢？

「秀妹嫂在花蓮有親人嗎？」從花蓮鳳林小鎮嫁過來羅東的惠汝問。

「沒了！花蓮也沒了、基隆也沒了、頭城也沒了。我人死了，隨著風吹，這臺灣沒留下半點痕跡。」秀妹胸口一起一伏，痛苦的喘著：「呼……呼……呼……。我好想再吃一次飛鼠肉啊！」高燒中似乎帶著囈語。

比起其它腫瘤，食道癌要更讓人痛苦。從初期的吞嚥困難、失去了飲食之樂，到營養不良、形銷骨毀，到治療中的化學藥物副作用、放射後的食道窄縮、吞嚥困難。其實最可怕的，要算是末期侵犯到隔鄰的氣管，兩個管腔間形成連通的瘻管。不論吞嚥任何食物，只要渣滓從瘻管進入氣管，當場就是劇烈的嗆咳。食物刺激或感染肺葉後，發生所謂的吸入性肺炎（Aspiration pneumonia），高燒而致呼吸衰竭。

既然進食會嗆咳，打點滴營養不進食不就得了？別忘了還有我們分分秒秒製造的唾液。這些肺炎病患，白天無時無刻擔憂受怕，專心的把每一口分泌出的唾液吐出到衛生紙裡，絲毫不敢分神發呆；深怕無意間吞了口口水，要嗆咳不止。深夜裡則慘過「輾轉難眠」！每個病人都抱著雙腿盤坐，不敢躺平。一來躺平後口水更容易停滯在食道瘻管附近出事，二來一旦躺臥熟睡，忘了吐出口水，沒多久人就要溺斃在口水中。這樣日纏夜咒、難眠難休以至於死的折磨，會讓每個患者懷疑是否遭受天譴。

我起立轉身，實在不忍再讓她費力說話。護長一邊幫她拍背一邊安慰她。

「咳！咳！咳……，那如果用歐元買呢？」我的背後傳來嘶啞的問：「聽說歐元以後會比較好。呼……呼……或者用西班牙Peseta（披索）？」

護長、住院醫師、專科護理師和我同時止步。

我轉頭，張大眼睛看著她，脫口道：「Estuvo usted en España andes？」「Tiene suficiente dinero？」一九九八年底，全球都在觀望單一歐元世界的到來[註1]。

一眾驚訝中，秀妹也脫口出安達魯西亞（Andalucía）[註2]腔的西班牙語：「Mi marido es Español！」

「怎麼又變成西班牙媳婦了？」護長和她共事多年，聽我翻譯後也嚇一跳：「妳不是說妳先生是頭城梗枋人？」

「梗枋小蔡是我的第二任丈夫。結婚第三年就車禍死了！」

她用淒愴的語調訴出：「Deseo que vea mi hijos！」思念兒子的這句話顯然只對我

說。

「想見她的孩子？難道她的小孩還住西班牙？」我猜測後回問：「Tiene noticias ciertas sobre su hijos？」不知她有否孩子的消息。

「Ha llevado ya muchos años。這二十年來，聯絡都有一搭沒一搭的。那麼多年，羅佩茲（López）和伊斯梅爾（Ismael）算算都大學畢業了，生疏了。我這幾年，寫信動筆又退步得厲害，寫了怕他們瞧不起我這半個地球外的媽媽。」

「想看看妳的孩子嗎？」我突然有種熱腸：「如果我幫妳寫封信給他們。妳願意好好照顧自己的身體等他們的消息嗎？Deme sus direccións。」當場要她寫下地球那邊的地址。

紙片上，寫著隆達（Ronda）鎮郊的聖地牙哥（San Diego）村。隆達，是北非白衣大食帝國的摩爾人（Moro）在峭壁上建立的小城鎮，地處西班牙南部安達魯西亞區地中海邊陲上，是哥雅式鬥牛（Corrida Goyesca）和火鶴舞（佛朗明哥舞；Flamenco）的原鄉。

我那封半英文半西班牙文的信寄出兩天後，秀妹聽勸裝上覆膜支架，食道腔終於被擴張到可以進食，瘻管被覆膜封住。秀妹不只可以進食，也不再嗆咳。我也在幾次查房中看到她安詳的裹著被睡覺。只要不再反覆感染，現今強效的抗生素要治癒肺炎不過是一兩個禮拜的事。血紅素和幾瓶白蛋白的補充後，她的臉色一天一天漸漸紅潤，紅潤中帶著期待的眼神。不比在地的泰雅原住民，床邊常高朋滿座，高歌喧譁，阿美族的古秀妹形單影隻，有點落寞。我過去查房的時候會期待和我聊天，套套有沒有西班牙隆達那邊的回音。

「其實我們阿美族比他們泰雅族更會到處生活，」秀妹小聲但驕傲的告訴我：「宜蘭縣裡，三星紅柴林有臺東阿美族，蘇澳砲臺山也有我們花蓮阿美族。註3」「二〇〇四年原住民在高雄大寮鄉糖廠附近建立『高砂國』，後來被阿扁政府用怪手鏟平。其中的居民也是以我們為主。」「沿大漢溪和新店溪河床上的原住民棚架聚落，也都是我們阿美（Amis）！」

「我老家恆春旁的滿州鄉，一群排灣社群中，也住著阿美聚落呢！」我搭腔，更拉近些距離：「我祖母系的遠親，也是滿口檳榔的金財叔就是滿州阿美呢！」

「李醫師是和其他漢人醫師不同，對我們原住民很親切。」秀妹顯然早有所聞：「聽說會講很多族的話。」

「十一代前，我的祖先手捧著同安白礁村故居的保生大帝神像[註4]，在臺南學甲上岸時，就娶了一位西拉雅族[註5]的查某祖。」

「原來如此！李醫師都不會否認自己身上的原住民血統，真好。」秀妹的口氣不再有膿痰的腐臭味。

「可以說說妳的故事嗎？」看著她豐潤後，像老牌影星梅莉史翠普（Meryl Streep）[註6]的深刻輪廓，我終於忍不住三個禮拜來的好奇心。

秀妹眼望著窗外的藍天白雲：

「啊！Océano Indio（印度洋）上的藍天比這兒的天要藍、要美麗好多。」

「喔？妳常在印度洋上旅行？」

「我先生的油輪走日本到阿拉伯的航線。從臺灣起程，經過麻六甲海峽，就到了看不到邊的印度洋。每天看早上太陽從東方的海面升起、從西方的海面沉下。從日出日沉的位置到船邊，海面上總有一條金色的帶子，有數不盡的金點跳來跳去。我先生會陪我在船頭喝Sherry（雪莉酒）[註7]，指著遠方那滿是沙漠的阿拉伯方向，說一些阿拉伯和西班牙的故事。偶爾我還有機會下加爾各達、可倫坡或孟買港[註8]。」

「哇！妳比我們去的地方都要多！」

「有一次，船到非洲的馬達加斯加，我還發現當地人講的話和我們阿美族話很像哩！」我研究南島語系經年才認知的事實[註9]，她多年前在真實的旅行中就體會到了。

「妳怎麼認識妳先生的？」惠汝問。

「我做女孩子的時候，跟同村的朋友在太魯閣牌樓下跳舞給去天祥旅行的日本觀光客看。總覺得錢都給漢人老闆賺去，能拿回家的錢好少。」「二十歲那年，經同村的朋友介紹，到基隆港賣紀念品給那些進港出港的各國船員。過了三年紀念品出、日元美鈔進的滿足日子。」民國五十年代末，日本從二次大戰的傷痛中站起來，經濟工業蓬勃發展。基隆港熱鬧非凡，港中擠滿了歐亞航線駛往日本的各式油輪、貨輪。「一直到了那艘『El Jardín Granada』油輪駛進港來。」

「我就感覺那個蓄大鬍子的年輕人馬丁（Martín），特別喜歡來我的攤子東買西買。還一下子說我長得像他鄰居的女孩，一下子說他船員生活無聊，想找人聊天。」

「馬丁就是妳先生？」我本能的猜測，我總覺得那種「把妹」的說辭還真過時。

「他很帥嗎？」惠汝的第二個問題有點太過直接。

「還可以啦！真希望妳們有機會看到他。」「他才三十幾歲，居然是大副。我上大船東好奇西張望的時候，還好多人向我敬禮。嘻嘻！」五十左右，臉上已有些皺紋和老人斑的秀妹，突然露出少女靦腆的笑容。

「我說過的，我們阿美是流浪的民族。我什麼也沒考慮，就大膽上了他的船。啊！第一次在船上看大海藍天白雲、數星星的日子，還是甜蜜得忘不了！」

「哈哈！」進來幫她換點滴的護長也沒考慮，一針見血：「妳這一定是『先上船、後補票』！」

秀妹盈笑著，也沒否認：「可是才四、五個月這樣的日子，那次船到Kuwait（科威特）[註10]，他就急著帶我轉機回塞維亞（Sevilla）[註11]，又轉幾趟公車回Ronda（隆達）鄉下的聖地牙哥村。」「他爸媽、祖父母也很驚訝馬丁那麼急，隨即也都笑著說我好像鄰巷的露西亞（Lucía），簡直是一個模子做出來的。」南歐人髮色深，安達魯西亞又多北非摩爾人基因的影響。阿美族南島語族的深刻輪廓。隔著半個地球有兩個同貌的人，並不讓我驚訝。

「露西亞都嫁別人三年了。我心裡雖然有些疙瘩，但是馬丁家人的疼愛，和幾年甜蜜的生活，我也就淡然了。」秀妹突然噗嗤笑出來：「我還和露西亞成了好姐妹！有時馬丁喝太多酒，惹公公婆婆生氣，我還會拜託露西亞一起對付馬丁。」

「羅佩茲和伊斯梅爾是這個時候生的？」

「婚後的八、九年裡，我還是常跟馬丁上油輪，幫公公婆婆監視他不要喝太多酒。呵呵！算算生日，這兩個兒子都是在船上有的。」

「哈哈！」隔壁前晚住進來的南方澳船東太太插嘴進來：「所以現在連我們的遠洋漁船上面也要擺一堆遊樂器材，好讓船員有地方發洩精力。」

「後來馬丁呢？」

護士玉純進病房來告訴我一個吐血的老阿公被送去胃鏡室。我匆匆下胃鏡室止血。我一邊用止血夾（Hemoclips）止血，一邊想著樓上病房故事的發展。

我奔回526房時，惠汝、護長、南方澳的船東夫人還圍著秀妹坐，四個人的眼眶都紅紅的。「怎麼了？」我奇道。

「秀妹的先生死了！」船東夫人超多愁善感，拭著淚說。

「Dios！Qué mala suerte！」我大嘆命運作弄：「為什麼呢？」

「在船上 Sudden death 啦！」惠汝用醫學術語：「吉隆坡的港醫判斷是 AMI（Acute myocardial infarction，急性心肌梗塞）。」

「那是一九八二年了，在安達曼（Andaman）公海[註12]上被人發現昏迷不醒時，手上的那瓶雪莉酒只喝了一半。因為 Monsoon（印度洋季風）[註13]太強，沒辦法派直昇機救援。咳！咳！」講得激動，秀妹又劇咳起來：「隔了一天船才駛進 Malacca（麻六甲海峽），又遇上海盜[註14]。好說歹說，海盜放行進吉隆坡港時，馬丁的屍體都冷了。」

「唉！酒酒酒！都是酒！」五樓本來就是消化系病房，護長見多了酒害，感嘆特別深。

幾個人默默不語，整個病房靜悄悄的好幾分鐘。

「大家開心點吧！」秀妹突然自己打破僵住的空氣：「你們知道在西班牙那十年裡，露西亞教了我什麼嗎？」一邊拿起鄰床的四個小磁茶杯，整個人站起來在病床上。

「什麼？」大家抹乾眼淚，仰頭看著頭要碰到天花板的她。

秀妹一手兩杯，雙手水平展開，右腳叉在左腳前，呈腳尖著地腳式（punta）；左腳呈前半腳掌貼地式（planta）。指間的兩個瓷杯杯口相對。

「啊！佛朗明哥舞！」我大叫起來。家裡西班牙作曲家法雅（Falla）的名芭蕾舞劇

El amor brujo（《愛是魔術師》）ＣＤ封面的佛朗明哥舞孃擺的就是這個姿勢。

「李醫師倒識貨！」秀妹嫣然一笑，雙手的「響板」（castañelas）清脆響起，後仰下腰，下頷一頓，整個身子旋轉起來。

「La vida como un viaje largo……」她開始放喉吟唱，整件長裙隨著幾個連續迴轉飛揚如盛開的花朵。生命如行旅！這句話猶如秀妹自況。

佛朗明哥火鶴之舞揉合了吉普賽的印度風、西班牙民俗和摩爾人帶來的阿拉伯風，融合音樂與舞蹈的強烈節奏，兼具妖嬈之柔與狂放之野，數百年來聞名於世。十五六世紀西班牙艦隊征服全球之際，佛朗明哥舞成了西班牙文化的代名詞。

護理站的護士們把５２６病房門口擠得水洩不通。曼妙的舞蹈，因為羸弱的體力而洗去狂野。原住民舞的婀娜多姿，卻賦予另一層美感。在鼓掌聲中，陰霾盡去，秀妹也在興奮後午休。

護理站裡，我納悶問護長：「可是我前幾個禮拜聽說他先生是梗枋人？」

「是啊！我聽清潔組長講到，十來年前，秀妹在花蓮秀林開紀念品店時認識一個頭城梗枋籍的礦石商小蔡。這個礦石商對大他四、五歲的秀妹著迷不已，苦追同居了好幾年，秀妹才答應嫁他。婚後小蔡就收了花蓮的採礦事業帶秀妹回梗枋。」

「礦石業都很有錢呀！為什麼秀妹要來當掃地阿嫂？」

「聽說是秀妹厭惡礦石業應酬常要喝酒，不要小蔡再待在那圈子裡。」「小蔡待梗枋家中幾個月，接了個開聯結大卡車的司機工作。」

「我的瞭解，開聯結車的薪水也不低呀！」

「結婚後連孩子都還來不及生，小蔡開沒三年就在北濱公路上和另一輛卡車對撞。不但小蔡死得淒慘，還要賠對方司機家屬。小蔡的家族非常不諒解，認為小蔡本來好好一個小礦場老闆，落得這樣淒涼下場，蔡家的無妄之災都是因秀妹這個『狐狸精山胞』而起，堅持要秀妹自己解決賠償金。」

隔三、四天，秀妹的肺炎已經幾乎痊癒，臨床上，出院前兩天要將最後一種針劑抗生素Augmentin改為口服抗生素，確定感染不再復發才能出院。我總是不捨秀妹故事的疑點，查完房又纏著護長去她床邊。

「有啊！護長說你一直不理解我現在的處境。」秀妹倒是一直有著原住民的直爽：

「馬丁過世後船公司發下來的那筆撫卹金確實不少，我也在隆達侍奉公婆到一九八六年他們過世。那時我秀林的媽媽也糖尿病纏身洗腎，剩沒幾年。馬丁的哥哥可憐我孤單在半個地球外，買機票送我回臺灣。回臺灣的十年裡，我大伯還帶孩子來看過我兩趟。」

「那為什麼還結婚？」

「我本來打算媽媽過世後就回聖地牙哥找孩子，沒料到這個漢人小蔡這樣痴心的對我。我一個人在花蓮寂寞了將近五、六年，小蔡竟然說他宜蘭家附近也有一個叫San Diego（聖地牙哥）的小地方。他開車載我去的那天，三貂角[註15]炙熱的陽光、岩石裸露的峭壁、海邊不怕鹹海風的矮樹、和蔚藍的天空真的像極了地中海邊的景象。連燈塔的白色都像極了安達魯西亞村落的白色。小蔡說，他娶我後會天天載我來三貂角看海。」

「唉！小蔡也好愛妳。」護長的眼眶又濕了：「不只接受妳的從前，還願意分享妳的從前。」

「我老公從來也沒那麼浪漫！」南方澳船東夫人嬌嗔。

「所以，妳不准小蔡碰酒是因為馬丁的悲慘經驗。」惠汝的判斷，大家都同意。

「前一位深愛我的男人的撫卹金，不得不拿來幫後一個深愛我的男人當撫卹金賠。聖瑪莉亞的安排，我也只能接受。」秀妹顯然跟著西班牙的夫家信仰。

「啊！La vida como un difícil viaje。」我哼起她那天吟唱的歌詞，不禁把「漫長」改為「艱困」。

「唉！難怪又窮得沒半毛錢。」船東夫人終於理解秀妹在四十五歲時還要到醫院當掃地工的原因。

「不會不會！聖瑪莉亞也有安排的。」秀妹的回答很達觀：「剩下的一小撮錢，剛好夠買這支人工食道支架。」

隔天剛上五樓，就看到一群護士護生興奮的又跑又叫，有的還說要去借相機，整層樓彌漫著巨星簽唱會的氣氛。526號房外地上擺著幾個長途旅行用的大皮箱，門口被女孩子們擠得看不到了。

我和惠汝幾乎是用擠臺北捷運的力氣擠進病房的。

秀妹的床上是打包好準備出院的家當，她興奮的大叫：「李醫師和靳小姐，你們不是想看馬丁長得帥不帥嗎？現在就可以看到了！」

床邊英俊挺拔、蓄著深褐色大鬍鬚的年輕白人伸出雙手，站起身來緊握著我的右手致意：「Buenos dias! Creo que eres Doctor Lee。」

「我離開隆達時，Lopez（羅佩茲）才九歲。」秀妹的聲音因為極度亢奮都有點嘶啞了。場面太熱絡，我應得有點窘：「Si, soy Lee。」幾個護士傻瓜相機的閃光燈在我身後此起彼落，我當然知道不會是在照我。

「Me llamo Lopez。Muchas gracias por sus ayudas a mi madre。」他一面自我介紹，一面感謝我對他母親的照顧。我開始在驚奇中，一邊用極破的西班牙語交談，一邊連上這幾個禮拜的故事。

真正讓我更驚奇的，是端著一盤切好的西班牙大臘腸（Salchichón）進來的金褐髮女士，在大家驚呼聲中坐在秀妹身邊時，簡直像極了孿生姊妹。

「露西亞！」她握我的手，爽朗的自我介紹。

「Mucho gusto que...... os conozco！」看到故事中的女主角之一，我也興奮得語無倫次：「聽說妳的佛朗明哥舞跳得很好！」

露西亞嫵媚的笑容融著拉丁的陽光：「我的妹妹好久沒讓馬丁用吉他伴奏跳舞了！

Lopez 是有準備而來的啦！」

露西亞攙著秀妹的手走到病房外等候電梯的大廳，後面的護士們蜂擁跟出，圍在她們三人外圍成一個大圓圈。羅佩茲從大行李箱中取出吉他和四副響板，把其中兩副交到秀妹手上：「媽媽很久沒用這副響板跳舞給我看了喔！」

秀妹踮起腳，如往日般摸摸羅佩茲的頭後，接過響板，生澀的拍練了好幾分鐘。

「好了嗎？Sueño sobre las nubes 嗎？」羅佩茲調好音後，露西亞胸前雙手一高一低，邀秀妹跳《雲端之夢》。

「我回憶看看囉！」秀妹站到露西亞身邊，雙手高舉相同的姿勢。

「噹！」一弦重重的吉他聲劃破空氣，秀妹和露西亞同一秒鐘下頷上抬，劍眉齊揚，一對右腳以腳尖著地腳式精準前點，兩雙媚眼對望，好像套了數十年的招式般。吉他聲錚鏦鏦激烈起來，一對面貌、身高彷若的女舞者開始蛇腰併扭，在轟然的鼓掌聲中翻飛起來。露西亞地中海岸的狂放，和著初癒秀妹東方的柔滑，好似交互穿梭在六條琴弦上。幾分鐘內，響板的節奏和跺鞋的節奏越來越激越。我可以看到秀妹眼角喜極的淚光。

「秀妹大病初癒，不要太累！」我正要大喊，驀地裡吉他聲一個拔尖，突然沉緩下來。秀妹左腳外展，整個人下腰倚在弓箭步站立露西亞的腰際，兩雙眼睛柔然似水的上下對望。軀體動作自此戛然而止。隨著低吟的琴聲，兩雙柔荑纖指輪撥，幻化作四隻火鶴，時而交頸依偎、時而倆望互訴、時而纏綿共舞。

鹹而模糊的視野裡，我終於看到四隻火鶴後面，蓄著大鬍鬚的大副馬丁，撥著吉他，滿口雪莉酒味，滿足的看著他心愛的兩個女人。

【註釋】

註1 一九九二年，由英國以外的歐陸多國簽訂「歐洲聯盟條約」確定歐元。於一九九九年一月一日開始，歐元在歐陸的大部分區域流通，取代了包括西班牙披索（peseta）在內的各國貨幣。

註2 事實上阿拉伯文Al Andalus本是白衣大食帝國的締造者，北非Moro人對整個西班牙的稱呼。自西元七一一年至一四九二年最後一個Granada王國投降止，阿拉伯人統治了西班牙接近八百年。Granada王國所在的安達魯西亞（Andalucia）位於半島南部，語言、文化、飲食和音樂受大食風影響最深。

註3 民國五、六十年代起，花東阿美族部落被外來強大的經濟勢力所瓦解，許多人開始流落到全國各地。他們在都市邊緣地帶形成了「違章建築」的聚落。如一九九九年，臺東關山的阿美族人陸續搬到宜蘭三星鄉紅柴林，承租河床地種稻，形成部落。來自花蓮臺東的阿美族人則在蘇花公路旁的砲臺山落腳。同年四月十八、十九日，他們的違建「打麓岸」被宜蘭縣政府強制拆除。至於住在臺北縣大漢溪河床上的阿美族聚落則多分散在從上游的「板新水壩」到下游的「柑園橋底」之間。

註4 如同泉州人奉祀清水祖師、漳州人奉祀開漳聖王、嘉應潮州客家人奉祀三山國王、汀州客家人奉祀定光古佛，同安人主祀保生大帝。至於我所居宜蘭最大支的漳浦人則祀古公三王。

註5 西拉雅族乃荷西時代平埔族最大的支系，分布北起嘉南平原南迄屏東平原，還有花蓮的富里鄉。今日西拉雅族的身分辨識乃在於所謂「公廨」的宗廟中奉祀阿立祖，並有「夜祭」的習俗。八八水災中幾乎滅村的小林村就是西拉雅族的後裔。

註6 好萊塢演技派女星。代表作有一九七八年的《克拉瑪對克拉瑪》（*Kramer Vs. Kramer*）：一九八二年的《蘇菲亞的抉擇》（*Sophie's Choice*）：一九八五年的《遠離非洲》（*Out of Africa*）；和一九九五年的《麥迪遜之橋》（*The Bridges of Madison*）等等。

註7 雪莉酒為西班牙最有名的葡萄酒，乃因安達魯西亞區為歐陸陽光最充沛的地區之一。有manzanilla、fino、amontillado 和 oloroso 等不同成分類型。市面上的品牌眾多。

註8 加爾各達（Calcutta）為印度東部第一商港、孟買（Mumbai）港為印度西南大港，資訊業發達。可倫坡（Colombo）為斯里蘭卡首都兼大港。

註9 美國史丹福大學人類學博士陳叔倬的研究發現，從臺灣遷移出去的南島語族（Austronesians）以阿美族人為主。以下為三種南島語系的語言比較：

	1	2	3	4	5	6	7	8	9	10
菲律賓	Isa	Dalawa	Tatlo	Apat	Lima	Anim	Pito	Walo	Siyam	Sampo
阿美	Tz'tzai	Dulsa	Dulo	Spat	Lima	Ngnem	Pitu	Va'lu	Si'wa	No'dap
馬達加斯加	Isa	Roa	Telo	Ephatra	Lima	Enina	Fito	Valo	Sivy	Folo

註10 中譯科威特，為阿拉伯半島的石油輸出大港。

註11 塞維亞（Sevilla）是十三、四世紀時大食帝國之都，文藝復興前歐洲黑暗時代裡的明燈。現為安達魯西亞區首邑。

註12 安達曼海（Andaman）在孟加拉灣（Bay of Bengal）東側，東鄰中南半島。

註13 印度洋季風，原為阿拉伯文mawsim（موسم 季節之義）。其攜帶的水氣常在印度次大陸釀成雨災。

註14 時至二十一世紀，歐亞航線上仍多海盜。除了眾所周知的紅海口亞丁灣（Golf of Aden）的索馬莉亞海盜外，麻六甲（Malacca）海峽海盜也很出名。

註15 北部濱海公路上的三貂角隸屬貢寮鄉福連村，是臺灣本島的最東點，離梗枋僅約十五分鐘的車程。有一座建在峭壁上美麗的白色燈塔。峭壁的形勢和隆達老鎮裡新橋樑（Puente nuevo）旁的峭壁有驚人的雷同。「三貂角」（臺語發音）其實是西班牙軍殖民臺灣時，因其風景酷似故鄉San Diego（聖地牙哥）而取的懷鄉名字。

細姨路

「我和他在柴圍路約會牽了幾次手，」美滿自己拉了一張椅子坐下：「他爸爸就嚷著要帶我回家。我當時以為可以從良了，不必在旅館做女中，讓那些來泡溫泉的男人賊眼兮兮的瞟來瞟去。」

「那裡知道，一進家門就差點和胡亂跑的寶惜姊撞個滿懷。俊清仔的父母舅頭就告訴我，從七歲的宗良仔到一歲的秀美，俊清有五個頭殼不怎麼清楚的小孩。」

在雪山隧道開通前，淳樸礁溪的風景一直是很讓人迷戀的。

曾經有一位母校臺大的法律系教授，師承德國大陸法學，是建國黨的憲法泰斗，在發現胰臟癌的末期時，住到人生地不熟的礁溪來，在門診和我聊得頗深。他說他希望在生命的最後一段，住在臺灣最美麗的地方。

玉山山脈和雪山山脈夾著的三角形蘭陽平原本就多雨，而三角形中尤以南北兩角的雨量為最充沛。南角的蘇澳、南方澳雨景早有騷人墨客歌頌，北角則為礁溪以北的雪山尾稜[註1]下。雨清洗過的礁溪田野，青綠阡陌乾淨得一塵不染，連吹來的風似乎都有稻香。田間散落的農舍，隱在簇簇竹篁裡。近端，絮般的山嵐低低的繚繞在五峰旗山[註2]的層層岩壁和背後的瀑布腰間。遠端，白雲深處，是雪山到這兒隆起上千公尺的阿玉山、烘爐地山、三角崙山、鷹子嶺，像綠色的屏風般拱繞著整個蘭陽平原。綠屏風間綴上悠閒橫過天際的白鷺鷥，怎麼看都是一幅幅的國畫。我猜，享譽國際的水彩大師藍蔭鼎[註3]，應該常從礁溪的田間得到畫作的靈感。

山腳下，從龍潭到礁溪林美的蜿蜒柴圍路，就更是親切可人的村徑了。烘爐地山山腰石磐瀑布的清澈溪水，從林美山谷中流出，就緊緊的傍在路邊。村戶養的白鵝，在溪水裡徜徉嬉戲，淙淙溪水聲重奏著呱呱的白鵝叫聲，我常會覺得這就是世外桃源。

這個世外桃源，有個最美麗的村名——白鵝村。這條美麗的路，卻有一個令人莞爾的名字：「細姨路」。原來民國四、五十年物質缺乏的年代裡，這條如詩如畫的村徑是走私男人和心儀女性幽會的地方。雙方避開車水馬龍的省道，約在這兒，手牽著手談心。

我一直不能體會這條路特殊的典故，直到認識黃宗良和郭美滿。

著塑膠拖鞋、一頭灰白米粉卷燙的郭美滿領著黃宗良進診間時，我就隱隱感覺到黃宗良眼神的不同。

「宗良仔常說胃痛。」黃先生坐下後，她先代替黃宗良開口。美滿嫂齒根微黃，上下門齒參差的各有兩顆鑲銀邊的假牙。

「讓病人自己說！」我阻止她：「黃先生已經是大人了！『醫師問病人答』的方式會比較準。」問診學上，病患本人和醫師之間的邏輯問答比較不會受家屬或第三者誤導。「黃先生的胃痛是飯前比較痛還是飯後比較痛？」

黃宗良先生表情似乎有點無助，回看背後站著的美滿嫂，口中不清楚的好像說：

「一……，一……」

「他是叫妳『姨』嗎？」我插問道。

「不是、不是！」美滿嫂連忙搖手否認：「那是他緊張時的口頭禪。」

「瞭解！」我又問了一次：「黃先生的胃痛是飯前比較痛還是飯後比較痛？」

「可是……」郭美滿有點無奈又欲言又止。

「飯前。」黃宗良答得慢，但是很明確。

「一陣一陣痛還是一直痛？」我進一步問。

「一陣一陣痛。」宗良仍不假思索。

「是脹痛還是絞痛？」

「脹痛。」怪了，我心裡納悶。脹痛應是持續痛，陣痛多是絞痛啊。

「妳看，他不是答得很好嗎？醫師要的就是和病人自己的溝通辨證。」我一邊驕傲的展示給她西方醫學的辨證術，一邊也犯疑怎麼潰瘍型空腹痛[註4]會以不尋常的一陣陣脹痛來表現。

「李醫師，宗良仔沒那麼聰明啦！」美滿嫂有點躑躅的插話。

我沒作理會：「這款脹痛會因為打嗝或放屁而改善嗎？」進一步辨證是臟腑腫脹型或蠕動不良型的症狀[註5]。

「打嗝！」他還是很乾脆的回應。

「呃！我是問打嗝後不會或是會好一點？」我開始覺得答非所問。

「不會。」這下他自己推翻前述了。

我皺起眉頭，正有點著惱，美滿嫂忍不住了：「李醫師，宗良仔是憨人啦！他從小到大別人問問題時，都答前面那一個啦。」

「可是……」我更加迷糊了。在這個農業縣分，多數智能低下的人都是邋遢齷齪，家庭照顧不良。黃宗良一身黃米格子的乾淨襯衫、西裝褲和黑亮皮鞋，打扮得好像比美滿嫂還正式。「他答得不錯，家裡會不會錯怪他的智商？」

「這招啊……我教他教了三十幾年啦。」美滿嫂解釋道：「這樣在外面多少可以假裝一下，不會惹人嫌笨。」

「三十幾年？」我瞄一下電腦上的基本資料，黃宗良三十九歲。

「十五歲前都還要把屎把尿哩！」美滿嫂加了一句。

「對不住，剛才錯怪了妳。」我一邊慚愧，一邊抹去電腦螢幕上前幾分鐘錯誤的記載。偉大的「古典辨證學」宣告失敗！

下場是直接作抽血、胃鏡和超音波的檢查。

許多無法表達的病人，或是先天智能問題、或是後天車禍、中風，我們無法靠百年下來先聖先賢傳襲的辨證法，只能直接訴諸檢查。

「美滿嫂，我們有許多經驗，無法順從醫護指示的病人，在接受胃鏡檢查時，會因為痛苦抵抗，結果傷害自己也傷害了胃鏡。」我告訴美滿嫂我的難處。多年前有一個九歲的腦性痲痺孩子，胃出血接受胃鏡檢查時，突然激動起來，死命的咬住胃鏡不放。那一次，他斷了兩顆門牙，醫院則自掏腰包花了十七萬修理被咬破的胃鏡。

美滿嫂回道：「我才怕他受傷哩。你們有沒有那個……用麻醉作的胃鏡？」

我上上下下打量美滿嫂。她水藍色花的粗紗布衫，長筒雨靴，手提的「旺農果苗行」帆布袋上還有未乾的泥巴，老實說，還遠不及黃宗良的打扮。怎麼看都不像是出手闊綽的鎮上人。

「妳是指無痛鏡檢？」我狐疑道：「那要自費兩千四百元咧！」

「沒關係！就用吧！」

「不可惜？」我加一句：「李醫師自己去年讓同事檢查胃鏡，也繳不起這麼貴的錢啊！」其實，那次我是起了心願要瞭解病患接受胃鏡檢查的痛苦。

美滿嫂有點恚怒：「又不是丟到水溝裡，是給宗良仔用。」

我再恐嚇她：「如果作一次胃鏡檢查前後兩分鐘，那就是一秒鐘二十元。」

「免囉嗦！用！」她真的生氣了。

胃鏡螢幕上，十二指腸球部的前壁有一個「歷盡滄桑」、變型起皺[註6]的慢性潰瘍。

「恐怕是黃先生無法清楚表達痛苦，病灶才會拖這麼多年。」我邊作幽門螺旋桿菌檢測（CLO test）邊臆測。慢性消化性潰瘍，有七成以上和幽門螺旋桿菌相關。幽門螺旋桿菌檢測乃實地檢測這隻細菌對尿素的代謝能力，學術上最能代表近期細菌的活性。

找到病灶，測出作怪的細菌，美滿嫂洋洋得意：「所以呀！花錢作這胃鏡還是挺有用的。」

「這不是沒好處，」我想起好多老先生老太太，在沒發現幽門螺旋桿菌的舊時代裡，常因不堪半夜凌晨的上腹痛苦，糊里糊塗的就讓外科醫師把胃十二指腸切掉一半（subtotal gastrectomy）[註7]：「黃先生的十二指腸潰瘍拖那麼多年，終於可以用殺幽門桿菌的抗生素根治，不必冤枉切胃。李醫師的父親有七個兄弟姊妹，到五十歲時只剩兩個姑媽的胃還沒被切過。」常見的幽門桿菌家族群聚現象，也是恆春李家中，長我一輩叔姑們的悲哀。

抽血的結果還有輕微的慢性C型肝炎。往後的幾次門診就是殺滅幽門桿菌，和定期的追蹤服藥。我也習慣於她拉黃宗良進門診後，絮絮叨叨的代替黃宗良發言。一對寒酸、多嘴的美滿嫂和遲緩、打理整齊的黃宗良，是我對他們幸福家庭的印象。

有次門診，先他一號的B型肝炎病患和我討論了好一陣子健保局還沒開放給付的病毒DNA的檢測，因為價格太高，垂頭喪氣的放棄檢驗離院。換到黃宗良就座時，站在後頭的美滿嫂突然冒出話來，用臺語搶話：「李醫師，我們宗良仔要驗那個『豬俺的』（DNA：去氧核糖核酸）！」

「呃……黃先生一來肝炎指數都沒太高，二來沒有肝硬化肝衰竭，就是驗了『豬俺的』，健保局也不給抗病毒藥的。」

「可是宗良仔以後發生肝癌的機會我總要知道[註8]。」她腰桿挺直起來。

「C型肝炎的病毒是RNA型，驗起來也不里阿貴[註9]，一樣要幾千塊。」我耐住性子回答。

「不然我就給宗良驗『鴨俺的』（RNA；核糖核酸）吧！」

我感動道：「唉！黃先生有妳這樣甘願捨得的母親照顧，真是上輩子修來的福分。」

診間裡，場面定格了幾秒。

「唔……他不是我兒子。」美滿嫂有點遲疑的接道：「他……，是我姪子！」

我腦袋嗡一聲響：「妳不是說，妳幫他把屎把尿三十幾年？」

「是啊！有啥不對嗎？」她把左手叉在挺直的腰際，好像我的懷疑冒犯了她。

「沒有！沒有！」認識她們四、五年了，我第一次支支吾吾，不敢亂吭。

她語氣微緩：「宗良仔還有四個弟弟妹妹，和他一樣都是憨人。我放在家裡照顧，」

摸摸黃宗良的頭：「宗良仔頭殼病最輕，所以帶出來。」

「妳一個人帶五個智能遲緩兒？」我實在敬佩她的毅力。

「是啊！有不對嗎？」她又硬著口氣反問，右手本能的牽住黃宗良的手。

「沒有！沒有！」我第二次不敢吭聲，已經感動得五體投地。在智能障礙者的群聚處，如教養院，常會有C型肝炎的群聚現象。證據相佐，黃宗良有C型肝炎也就不足為奇了！奇的是，美滿簡直就是孤身在帶一個小型教養院。

考慮了幾秒鐘，我還是鼓起勇氣問：「那妳大伯？」

診間裡的空氣又凝住了好幾秒鐘，我聽到：「早死了！」

「妳先生？」我追問。我總覺弟代兄職似乎比目前的場面合理。

她顯然猶豫更久，才回答：「早死了！」

「呃！要扛擔的兩兄弟一起過世？」我惋惜道。

「是啊！有不對嗎？」美滿嫂又幽幽回了第三次。

「沒有！沒有！」我還是不敢吭聲，連問宗良的媽，美滿的妯娌在哪兒的話都噝回喉嚨。

世而有如此之孀孀，如此茹苦含辛的照顧毫無血緣關係的姪子、姪女三十年。放眼當世有親生父母而荒忽責任、棄養子女於不顧者，實在該跪在美滿嫂面前羞愧自殺。

我的思緒飛回到三十幾年前臺北八德路的老家裡。那時祖父身為屏東縣議員，公事纏身，無暇教育下一代。可是輕微遲緩的世志叔叔，被父母兄弟寵壞的下場，是在恆春老家鎮上到處順手牽羊惹麻煩。受害者上門討公道，父兄一訓，世志叔就逃家飄泊全島。

在臺北當銀行員的爸爸，身為長子，怕世志叔被人欺負、不能料理自己，常要請假挑起尋找世志叔的責任，全家不時在愁雲慘霧中渡過。

世志叔被爸爸找到揪回來後，被鎖在我房間裡大聲嚎啕時，公寓四鄰的咒罵聲、媽媽歇斯底里的無助哭聲、和爸爸下班時，氣急敗壞用木屐敲世志叔的罵聲，突然歷歷在目。家中帶一個遲緩童的苦惱，豈是一般人能體會？

也因為世志叔，我在懵懂稚齡，就和宜蘭結下兩次因緣。一次是在霪雨霏霏中，和爸爸坐黑呼呼、火車頭冒黑煙的老火車到南方澳港找恆春漁民老鄉問世志叔的音訊，看到了船檣擁集，笛鳴雜遝的美景；一次是世志叔叔被限制在坪林管訓班，爸爸帶著衣物，一路乘公路局老爺車，顛簸過北宜公路去探視他。到坪林時已近中午，我跟著爸爸在公路橋下的北勢溪畔邊吃媽媽做的便當，邊望著碧綠溪水中的溪哥魚和鯽仔魚。一個家庭，是會跟著一個遲緩難帶的孩子飄泊的！

在臺大精神科門診實習時，我曾看過精神疾病的家族群聚型。整個樹狀圖家譜畫下來，超過一半成員在成年後有自閉症、躁症鬱症或精神分裂症的記錄。我遇過幾個家庭，倒還不乏功成名就者。情感激越者成為藝術家文學家、心思細膩者則為學者博士。可是，另一端的智能障礙家族群聚現象，卻是社會角落最深沉的悲哀。他們幼者滿臉鼻涕眼屎，連吃喝拉撒都需要人照顧；成年者被摒棄在優雅的社交、知心的人際關係之外。多數人碰到智能遲緩者，同情之外都選擇無奈的躲開。而美滿嫂竟一次接下五個大大小小的重擔！家中要照顧一個遲緩兒，就常會讓雙親綁手縛腳一輩子。那照顧五個遲緩兒呢？羅東郊外有一位開業同業，兒子被診斷出智能遲緩沒多久，醫師夫人承受不了終身要擔的重擔，拋下丈夫兒子，自殺一求解脫。那黃宗良的媽媽，是否也是一了百了，卸責仙遊去？

半年後，接近十二點時，美滿嫂急切的打電話到門診。護士美雪皺眉，捂住電話問我接不接。老實說，我和大多數的醫師在大多數的情況下，當然選擇不接，而要求病患親自掛號述症。一來醫療糾紛多如牛毛的時代，電話診斷證據薄弱，常生誤診的糾紛；二來打電話插隊問診時醫師就應答，簡直把當場苦苦等待數小時的守規矩病患當排隊傻瓜，完全沒有成熟社會的公平正義。我遲疑了幾秒，想到她平凡中的偉大人格，還是接下話筒。

「我姊姊昨晚上吐下瀉，整個人要虛脫了。白鵝村罕得叫到計程車，我們會晚半個鐘頭到。李醫師可以等我們到一點嗎？」哇！從礁溪山腳坐計程車到羅東鎮上！這跳錶下來少說四、五百。美滿嫂真敢開！

她帶著黃游寶惜進診間時，其他病人都走了，整個二樓門診部空空盪盪。美雪邊吃午餐便當邊幫黃游寶惜整理剛到的病歷。美滿嫂又開始搶話：「我姊仔昨夜拉了要二十次……」

「美滿嫂，妳又來了，」我生氣了：「我不是說過要讓病人自己講症頭嗎！」

「李醫師你大人莫受氣。我姊姊也是憨人啦！」寶惜愣愣的表情印證美滿的說明。

「呃！……咳！咳！咳！」美雪被米飯嗆得滿臉通紅。

「什麼？」我也不敢置信，失聲道：「連妳自己這邊的姊姊也是憨人？」滿二樓都是我大嗓門的回音。

「不是啦！」美滿的聲音細得像蚊子：「我這個憨姊姊是宗良仔的親娘。」

「啊哈！怪了，妳叫妳的妯娌，宗良的媽作姊姊？」我一邊為黃游寶惜開藥單開檢驗單，一邊好奇：「臺灣人沒有這樣的風俗呀！」

美滿嫂接過單子，送寶惜下樓打點滴。回上樓結單時，環顧左右，確定整層樓沒其他人，壓著嗓門輕聲說：「她是我老翁的大的，我是小的啦！」

我一邊用我被扭曲的邏輯努力整理這六、七年來她告訴我的家庭關係，一邊默默的等著她再告訴我更多的線索。

「民國五十多年六十年吧！宗良仔的爸爸俊清仔就常穿西裝皮鞋在礁溪鎮上四處走動。我和他在柴圍路約會牽了幾次手，」美滿自己拉了一張椅子坐下：「他爸爸就嚷著要帶我回家。我當時以為終於可以從良了，不必在旅館作女中[註10]，讓那些來泡溫泉的男人賊眼兮兮的瞟來瞟去。」美雪把她水壺裡的酸梅湯倒一半在紙杯裡，遞到美滿嫂面前。「哪裡知道，一進家門就差點和胡亂跑的寶惜姊撞個滿懷。俊清仔的父母劈頭就告訴我，從七歲的宗良仔到一歲的秀美，俊清有五個頭殼不怎麼清楚的小孩，連寶惜總共六個。」

美雪好奇道：「那俊清怎麼會娶寶惜呢？」

「我後來也才聽隔壁說，俊清仔家的錢財都是他過身的岳父給的。遺囑上對寶惜姊的義務交代得清清楚楚。他岳父倒沒料到他想娶個細姨這招。」

「那怎麼俊清還沒節制，孩子一個一個生？」我不滿道。從現代遺傳醫學的觀點，和對遲緩者及照顧者雙方人權人性的考量，我這個學醫的就是覺得俊清不太負責。

「我也知道俊清那方面的需要很強，」老人家已經冷靜到講這句話耳根子都不紅了：「嘿嘿！其實我初看寶惜姊，也覺得她古錐古錐蠻可愛的咧！」

「那他父母對妳的態度呢？所以很期待終於有個正常的媳婦奉待吧？」我推理道。

「唉！當著我的面警告俊清仔，說『煙花巷裡沒有好女人』。」美滿嫂有點哽咽：「我當時就想衝出他家門，想想我那年紀總是有點姿色，實在犯不著作賤自己，」她接過美雪遞上的衛生紙：「可是一轉身，流著黃鼻涕的宗良仔進客廳，帶著眼淚叫了我一聲『姨』，」這秒鐘是美滿嫂流著眼淚鼻涕：「唉！冤孽啊……」

「怎麼了？」美雪和我異口同聲。

「他剛在巷口和鄰家小孩在一起。別家小孩嫌他傻，丟下他一哄跑到得子口溪邊玩耍去了。宗良仔委屈的哭著回來。他那癡癡看著我的眼神，和我那在八七水災中被大水沖走的憨親弟弟就是一樣。」

「奇了！當年八七水災可沒掃到宜蘭啊[註11]？」南部鄉親父老對這臺灣史上，僅次於九二一地震的傳說，我是清楚的。

「我是麥寮人。那時，颱風掃到雲林來，爸爸和憨弟弟都被沖到大圳裡，連屍體都找不到。」美滿的眼神，望著窗外遙遠的天空：「看著天天痛哭的媽媽，和那塊被泥漿堆得高高的旱田，我牙齒一咬，就讓朋友帶來這個溫泉鄉賺小費錢。」

「我蹲下來，用手背抹乾宗良仔的鼻涕，拿一塊旅館的軟糖騙騙他。」美滿的嘴角微揚，嘆笑道：「這死囝仔，竟然乖乖窩到我的懷裡，又叫了我一聲『姨』。」

「所以，宗良第一次門診時，叫的『一』，就是指妳啊！」

美滿嫂用幸福的沉默承認。

「那俊清和他父母呢？」美雪打破沉默。

「我進門沒三年，他父母相繼過身。第五年，俊清就得梅毒死了。我四處陪他治這夭壽病，家裡錢財散盡。也罷！也罷！就算還上輩子相欠的債吧。」

「可是妳帶黃宗良和寶惜來，這錢也搶著花、那錢也搶著花。出手闊綽……」

「啥叫闊綽？」美滿傻住問。

「手骨卡大支啦！」美雪插進來補充。

「哪知道王永慶到麥寮建六輕，我老家附近多了一大堆卡拉OK店賺工廠工人下班唱歌的錢。我家這塊種不出稻子的田，六年前被一個酒店老闆用高價買去開卡拉OK

店。熬了這這麼幾十年，手頭突然寬起來。」

「婆家對妳那樣。結果妳又舉枷註12幫他們帶一輩子難帶的孩子，最後還把娘家的祖產帶過來貼？」美雪一向恩怨分明，氣鼓鼓的嚷了起來。

「護士小姐妳別罵他們了。」美滿嫂平靜的說：「我進門後幾年，公公婆婆待我一天一天好。再說，他們給我一個憨弟弟和四個免擔心升學考試的孩子。」「我每次帶宗良仔來看李醫師，都覺得是在幫天上的老爸補照顧憨弟弟。」

電話鈴聲響起，注射室的護士在電話裡催：「李醫師，黃游寶惜的點滴打完了，可以回門診診間了嗎？」聲音大到美滿、美雪都聽得到。

美滿嫂邊起身下樓邊應道：「這幾年，鄰里知道這些事，也都對我很好。想來也是公公婆婆那句話讓我使了性子。」

「哪句話？」美雪和我急急搶著問。

「『煙花巷裡沒有好女人』啊！我常在想，我在細姨仔路給俊清牽過手以後的這半輩子，似乎就在賭這口氣。」

【註釋】

註1 以宜蘭的蘭陽溪和臺中的大甲溪為界，西北屬雪山山脈，東南屬玉山山脈。雪山尾稜在宜蘭一直延伸到大家熟悉的桃源谷、草嶺古道和福隆、三貂角。三貂角是臺灣島緯度最東的一點。雪山尾稜隆起的鶯子嶺山（九四三公尺），三角崙山（一〇二九公尺），烘爐地山（一一六六公尺），大礁溪山（一一六一公尺），阿玉山（一四二〇公尺），岳界合稱為「蘭陽五岳」。

註2 其實原為「五方旗山」。五方旗乃古時軍隊令旗。《水滸傳》的第七十六回回目就是「吳加亮布四斗『五方旗』；宋公明排九宮八卦陣」。五方旗在現今的國劇、歌仔戲或廟會陣頭仍常提及。五方旗山乃山巖外型如這五面令旗，近世因音誤而轉為「五峰旗山」。

註3 藍蔭鼎（一九〇三——一九七九），宜蘭縣羅東鎮人，終其一生以繪畫家鄉蘭陽地區的農村為主。一九七一年時，受歐洲藝術評論學會以及美國藝術評論學會評選為第一屆「世界十大水彩畫家之一」。曾任聯合國藝術委員。

註4 消化性潰瘍乃因胃部常在食物排空後，胃十二指腸壁受胃酸侵蝕而致疼痛。痛的型態為持續型，特徵為會因進食而迅速緩解。

註5 若脹痛會因為打嗝或放屁而改善，則疾病多屬腸道蠕動不良型。反之，肝脾臟腑腫脹型的疾病多無法因排氣而改善。

註6 復發多年的十二指腸潰瘍常因多次結疤而有皺摺（Fold formation）、凹窩（Pseudodiverticulum formation）和管腔狹窄等的變型。經驗多的醫師一眼就能看出它們的「歷盡滄桑」。

註7 在還沒發現幽門螺旋桿菌的舊時代裡，醫界一直以為胃酸侵害是潰瘍唯一的原因。既然治療潰瘍要根絕胃酸，就把和分泌胃酸關聯密切的胃竇部（antrum），連帶容易潰瘍的十二指腸通通切掉。Subtotal gastrectomy 指的就是這種手術。

註8 國內外臨床學者皆發現B型肝炎病毒DNA的濃度和肝癌發生率呈正相關。

註9 臺語有一種表達「十分、非常」的說法和英語裡的「more than ……」非常類似，叫做「不只啊……」，這種說法在宜蘭某些地方被模糊說成「不里啊……」。

註10 女中是日語，指飯店中的女服務生，並非指應召女。這名詞近二十年來已少用。

註11 八七水災為臺灣現代史上最嚴重的水災。發生於民國四十八年八月七日。災情遍及苗栗、臺中、南投、彰化、雲林、嘉義等六縣。

註12 臺語的優美辭藻，音Giah-Gheh v。指舉著枷鎖走路，引申為自找麻煩。

粉絲嬷

「啊！完蛋了！」一旁的美玲護長剎時花容失色，雙手摀著嘴：「忘了跟李醫師說。」

粉絲嬷白眉一皺，雙眼如電如刀，瞬間轉身砍向護長，足足瞪了她半分鐘，瞪得美玲手足酸軟、臉色發白。老實說，粉絲嬷的睫毛半白，瞪起人來確實有股寒凍之氣……

一打開診療中心的冰箱門，裡頭月娥阿婆的炸丸子又已經超過十盒了。

足球金童貝克漢接受訪問時，突然被一位義大利女記者偷襲「那話兒」成功，舉世為之轟動；韓星裴勇俊訪臺時，眾師奶在桃園國際機場喧囂歡迎的陣仗有如迎接天主教宗；王力宏日本演唱會之行，臺灣竟有粉絲隨行出國。這看在一般男性眼中，還真是又羨又妒。可是月娥阿婆這樣緊跟著我，我感激之餘，是贏得綜合診療中心小姐的一些另類的竊笑聲。

康老伯顫巍巍來門診時，瘦得像皮包骨，帶深色的黃疸。

「尿的尿比茶米茶還深。怪的是，大便的顏色倒是淺得像石灰膏[註1]。」他的聲音很虛弱。

「我爸爸以前健康檢查也確認沒有B型肝炎或C型肝炎，又不喝酒。怎麼頭城的診所說他肝不好？」陪伴在身邊的女兒皺著眉頭。

肝炎指數GPT才八十七，黃疸指數卻高達一二．三／六．八，rGT高達三四二，鹼性磷酸酶（alkaline phosphatase）高達四〇七。我想的可不是肝衰竭或肝炎[註2]。

「上腹會痛嗎？」我問。這句可是最重要的鑑別診斷。希望他說會痙攣痛。

「倒是沒聽老伴說過。沒痛應該還好罷！」老伯的太太，常來看消化不良的盧月娥插

話進來。我心裡想：「慘了！『沒痛』的答案才慘。」註3

超音波和電腦斷層果然都證明是胰臟頭部的腫瘤，壓迫到膽管，使得膽汁排洩不順，鬱積體內，造成黃疸。胰臟癌指標 CA19-9 高達二〇四三。

「唉喔！好人得歹病。」白髮皤皤的月娥阿婆一把眼淚一把鼻涕：「老康一輩子窮酸書生，沒菸沒酒沒應酬，怎麼會得到這惡毒的病？」

「如果開刀，除了要切除胰臟外，還有胃要切一半、小腸和膽管要重接、脾臟要拿掉，還要仔細清除整個上腹部懷疑被癌細胞轉移的相關淋巴結。」我仔細說明制式的 Whipple 術式。

「那不是整個肚子的上半部都掏空了！走起路來會不會搖搖擺擺、下盤不穩？」康小姐的想像力倒豐富：「老爸都七十四歲了，怎麼開那麼大的刀？」

「那麼我們試著用經胃膽道鏡在他被壓扁的總膽管置放一個金屬支架（ERBD；Endoscopic retrograde biliary stenting for drainage），撐起管腔，讓被阻塞的膽汁排出來，整個人才會清爽。」我的說明，是應用於一般放棄根治型大手術者的常規小手術：「這樣避免了太傷身的大手術！雖然腫瘤尚在，但是癌末的生活品質和尊嚴可以顧及。」

裝那根高級鎳鈦合金的永久型膽道支架要好幾萬。我感覺得到他們籌了一陣子款。手術當天，月娥阿婆千拜託萬拜託，要我一定要手術成功。

「好了！」支架放進去的當場，蓄積好幾個月的黑綠膽汁噴洩而出，證明手術的成功。我向手術門外焦慮的阿婆報告：「接下來就要靠放射腫瘤科范醫師的局部光子刀照射治療了，希望盡量把腫瘤縮小。」

康老伯的黃疸在一兩個星期內消失無蹤。人的精神也好起來了，胃口也好起來了。月娥阿婆高興得不得了，一直問我能為我做什麼。其實看到瘦巴巴的兩老健康恩愛相扶將，我就很開心了。

范醫師放射規畫高明，地方上卓有名聲。約一個月的放射治療完，腫瘤指標竟然降到正常值二十六以內。我也很為兩老高興。

那以後的好幾個月，他都在范醫師和我的兩個門診追蹤。

那次范邀我參加他們的「醫護／志工／病友」望年會，范邀我坐在他的旁邊。載歌載舞中，月娥阿婆突然跑來握著我的雙手：「我那老康的性命真是您們兩位救的。」阿婆滿是皺紋的眼角看得出濕潤：「你一定要讓我為你做一些什麼。」其實阿婆和她女兒參與腫瘤部的志工行列，我就很感佩了。

兩個月後，醫院的新大樓「范鳳龍紀念大樓」在地方數年捐輸下終於完工啟用[註4]。我常埋頭工作的綜合診療中心正要跟著所有的單位裝潢。我向李智神父懇求，診療中心能不能不要用俗氣的OA辦公家具裝潢。李智神父面帶難色怕增加經費。

「這樣吧！原先院方招的OA傢俱商估的價是七十萬。神父如果讓我負責綜合診療中心的古典式裝潢，所有超過七十萬的溢價部分我李惟陽出！」就這樣，在全院驚訝讚嘆中，西洋古典式的報到大廳，和一半中國古典式、另一半西式的檢查室群完成。每間檢查室，都掛有複製的油畫、或二玄社[註5]的國畫。眾同事滿意中，只有我略感遺憾。我希望我們能有一幅真跡。報到大廳的那面白牆，我一直希望能有一幅法書。

那天康老伯咳嗽微恙來診。月娥阿婆夾纏不清瞎猜，以為胰臟癌復發。康老伯不耐，要了一張白紙自己寫下症狀。他邊寫我邊看，愈看愈是驚佩。金鉤鐵劃，確確然是宋徽宗的瘦金體書法。北宋徽宗沉迷書畫，貽誤軍國大事，致國滅於完顏大金。瘦金書法對徽宗的魔力可見一斑。千年以降，能得其韻者少，傳為藝界傳奇。不意在這後山小城重現。

「康老伯，您這不是瘦金書法？」

「阿伯以前寫毛筆出名。這五、六十年來縣境內廟宇、機關的對聯，很多都是他寫的。」月娥阿婆很得意，顯然不在意我問的是「受精」、「收驚」、「收金」還是「燒金」。

「阿伯的這『晚上咳嗽比較厲害』幾個字能用魏碑寫嗎？」我從辦公桌裡掏出好久前藥商廣告發送、久沒用的鋼筆，雙手恭敬捧給康阿伯。

幾個刀劈斧斫的碑字立就。那是歐陽詢的風格。

「用褚遂良的楷體吧！」我還是很好奇。

八個雄渾大度的字如磐石般安在紙上。

「給個懷素的真草囉！」草書貴在全篇幅行氣的經營，我這是刁難他了。

林懷民的雲門舞集曾經有一套舞《行草》註6，用舞者的肢體表現草書的揮灑；我現在則看見八個舞者飛舞袖帶，躍然紙上。

我起身抱拳拜服：「前輩真是不世出的奇才！」康阿伯勉強咳嗽回禮。

我拿一張白紙，疾書六、七十字：

「知道，謂知修養之道也。夫陰陽者，天地之常道，術數者，保生之大倫，故修養者，必謹先之。陰陽四時者，萬物之終始，死生之本，逆之則災害生，從之則苛疾不起，是謂得道。食飲者，充虛之滋味，起居者，動止之綱紀，故修養者謹而行之。」

「這是《黃帝內經》[註7]的〈上古天真論〉篇首綱要。」康老伯靜靜的說：「李醫師應也練過書法。字秀則秀矣，行氣稍差。」

我當然知道我書法的不足。雙手恭謹的捧上這張紙：「如蒙前輩眷顧，」再攙著康伯到診療中心大廳：「能在這面白牆上得前輩的法書，後輩榮寵萬分。」

康老伯邊興奮邊等我們丈量白牆的空間，月娥阿婆比老伯更開心：「終於有事情我們可以效勞了！」

可是隔週還沒到下次門診追蹤，兩老就早兩天專程來綜合診療中心找我。

「我老翁好不容易找到那麼大的棉紙、那麼大的平桌。可是真開始揮起他那把掃把，突然覺得氣運不順，咳得更厲害。」月娥阿婆一勁兒的鞠躬道歉。

巨型翰墨，開闔之間的運氣使勁猶如演練氣功。順則淋漓暢快，好似騰雲起風；滯則抑鬱斷息，猶如五嶽壓體。我怕老師傅岔了內息，且懼且愧，頻頻搖手說沒關係。

可是這對月娥阿婆就很有關係了。

兩天後康老伯門診追蹤時，她立刻拿了三張頭城搶孤特別座的票給我。

頭城在每年七月底關鬼門關之時，會辦盛大的搶孤活動，以饗孤魂。它危險的爬竿搶孤聞名海內外。我去看過的兩次，都被擁擠的人潮遙遙擋在搶孤檯之外。這搶孤檯正前方的票顯然很珍貴。

「我們在頭城是大家大戶[註8]，我姪兒參加這場比賽才有的喔。請你和爸爸媽媽來貴賓位看搶孤。很精彩咧！」她當著門診一大堆病人的面塞在我醫師服的胸口袋。

「呃！可能不必了。」故鄉恆春和頭城齊名，是臺灣唯「二」有搶孤活動的古城[註9]，我小時暑假回故鄉，沒幾年就可以看到一次。

「什麼？你爸媽不在了？」阿婆老覺得我年紀很輕，一臉狐疑。

「不是啦！他們很健康，可是我爸媽從年輕就常看。」想到護士美雪獨身少娛樂：「我可以把兩張票給美雪和她兒子嗎？」

「我下一次會再補她一張票。」月娥阿婆急急面向我、背向美雪，提著喜互惠大賣場手提袋的一雙手在她小腹前猛搖。

那是第一次。以後每次康老伯的門診，我都有意外的驚喜。有用小礦泉水瓶裝剛從田裡收成的花生、有她自己釀的醬菜。最猛的一次是塑膠袋裡裝著一條半的麻花捲，那半條是她吃掉了。她說咬了一口才知道那麼好吃，趕忙把剩下的包起來帶來醫院。每次都當著一堆病人的面，只送我不送美雪。還有一次是清明節前，特別拿半條吐司麵包來給我：「拿回去恆春孝敬你爸媽！」也不管我怎麼解釋父親現在從臺北回恆春的機會比我還少。

我尷尬了好多次，最後拉她到診間後面「曉以大義」：「多謝阿婆喔！每次這樣，我都沒回送，心裡感覺很歹勢嘞！」

「我生你得起，我就當你是我兒子，別客氣。」阿婆還踮腳理理我的亂髮。

我一邊彎腰低頭讓她整理：「可是您每次這樣，搞得後面沒有拿禮物的病人都會很歹勢呀。」我嘗試讓她理解。

「不早說。阿婆懂得做人的道理，以後不在門診拿東西給你便是。」阿婆拍胸脯保證。

我鬆了口氣。阿婆真是言而有信，真的沒再拿東西到門診——兩個禮拜後，嘿嘿，她改拿到我作胃鏡大腸鏡的綜合診療中心！

那天早上十點半，五、六檯大腸鏡等著我完成。螢幕上一坨坨臭屎擋路，我正被一個沒乖乖浣腸的阿婆熏得七葷八素、腸胃翻騰之際，技術員世薰妹連頭帶脖子伸進門來：「李醫師！待檢大廳有一個老婆婆找你。她說不急，等你作完這個大腸鏡。」

等我完檢褪下隔離手套出檢查室，呵呵！獨坐在待檢椅上直挺挺的像尊觀音菩薩的不就是月娥阿婆嗎？這會兒，連康老伯都沒來了。她看到我穿著粉紅色工作服出來，高興的迎上來，把她手上剩兩三排玉米粒的玉米棒塞進我嘴裡：「這是我那導遊女兒從國外帶回來的彩色品種。試試看！」好不容易玉米棒離開嘴巴，我滿嘴塞著玉米。她又摳下玉米棒上幾粒藍色、粉紅色、紫色的玉米粒在掌心裡，挑了一顆自己嚼將起來。

「嗯……顏色好看的特別香。」大庭廣眾下，又塞了一顆在我嘴裡。我開始想到家後院木麻黃叢裡白腹秧雞媽媽在餵食巢裡的小雛鳥。

這下圍觀的同事們全看到了！旁邊都是竊笑聲。「呵！李醫師又一個粉絲！」「李醫師的粉絲裡，就這位年紀最大。」「我們就定她叫她粉絲嬤罷！」

這一定，就定下來兩三年。綜合診療中心待檢廳真的成了她等我的根據地。

每次技術員小姐賊賊的在我耳邊笑說：「粉絲嬤又來啦！」正在作檢查的我就會開始緊張，準備兩分鐘以後要怎麼應對進退。

有一回，她東躲西閃帶了一大塑膠袋透明帶點微黃的東西給我：「這是海菜啦！」要我回家讓妻煮了成洋菜凍吃。那兩個禮拜，大麥和小米天天有洋菜凍吃，高興得很。我很誠心的向粉絲嬤報告感謝。

「啊喲！你太太賢慧喔，會下廚。」粉絲嬤舉起大拇指。

我也很得意：「這個時代，確實很難找到像昭儀這樣能文能武的老婆。」

這下可好了，隔天一早，還沒八點她老人家就端坐在待檢大廳，我一進來立刻塞了三盒炸丸子在我懷裡：「早上剛起鍋，現在還熱著，先吃一顆。回去再要你太太熱給你吃。」魚丸入口，只覺得稍油膩，我還是一勁兒稱謝。「還有，我特別多做一盒給你們的技術員小姐，免得你又說你難做人。」她好像抓到我的弱點一樣：「可是只能給她們一盒喔！」那天中午，同事們叫了一堆七百C. C.冰紅茶回來清腸胃裡的油，抱怨連連。「年輕人要學著感恩，」我苦口婆心感化小女孩們：「點滴心意，都是老人家的辛苦。」

可是當晚老婆大人叫我下樓吃晚飯時就有蹊蹺了：「老婆大人，怎麼炸排骨也有魚丸味、炒大白菜也有魚丸味？」妻的回答也很天兵：「四顆炸魚丸一下煎鍋，就滲出一池子的油，當然拿來炒菜炸排骨囉！」

其實，我們這種五年級前段班的，小時候都曾歷經臺灣的華路藍縷，感恩不忍挑剔是基本的教養。一次三盒、一次三盒的炸魚丸也就隔兩三個禮拜就送進診療中心。可是，那些七年級的草莓族女娃兒們就怨聲載道了。就那麼個下午，粉絲嬤算錯時間，我不在診療中心，她千交代萬交代美玲護長要轉交炸魚丸給我。隔天十一點粉絲嬤大駕光臨，我剛幫一個吐血的病人紮完破裂的食道靜脈，滿手血腥出門迎接她。

粉絲嬤趨前在我耳際低語，好像好友在說祕密報明牌般：「那些技術員護士昨天有沒有拿炸魚丸給你啊？」一邊還用乾枯的手握著我的手。

「沒有呀！」我宏亮的聲音回答。

「啊！完蛋了！」一旁的美玲護長剎時花容失色，雙手摀著嘴：「忘了跟李醫師說。」

粉絲嬤白眉一皺，雙眼如電如刀，瞬間轉身砍向護長，足足瞪了她半分鐘，瞪得美玲手足酸軟、臉色發白。老實說，粉絲嬤的睫毛半白，瞪起人來確實有股寒凍之氣。

那之後我也學乖了！只要她問起來，不管我有沒有被通知，要先說一聲有。但是冰箱裡頭積的炸魚丸也愈來愈多。不知道是哪個多嘴的草莓妹，還是她有來突襲檢查我們的冰箱，突然有一兩個月粉絲嬤沒再帶炸魚丸來。

今天粉絲嬤又來了，手上提著一個可以裝五公升的鋁製大圓水壺，左手臂還夾著一疊塑膠杯。「赫！阿婆力氣好大。」我一邊稱讚她，一邊急接過壺嘴和壺耳捧著。

「你們嫌我的炸魚丸油？沒關係，阿婆仔今天有紅茶！」

【註釋】

註1 膽道阻塞時，平時為糞便著土黃色綠色的膽汁無法流入腸道，所以糞便呈灰色。

註2 造成黃疸的原因不外乎肝衰竭、膽道阻塞和溶血三大類。rGT 和鹼性磷酸酶同時升高時表示膽道受損。

註3 老年人無痛性的阻塞性黃疸多為總膽管出口處的惡性腫瘤，最常見有胰臟頭部癌、總膽管癌及十二指腸乳頭癌。治療上須用 Whipple 術式。至於良性膽道結石所引起的阻塞，反而常併有明顯發燒疼痛的臨床症狀。

註4 有關范鳳龍大夫的事蹟，請見本書〈我不笨，我有話要說〉一文。

註5 日本「二玄社株式會社」於一九七九年複製臺北故宮博物院館藏品中代表性的四百餘件書畫，採用仿宣紙或仿絹的材質印製，限量生產原大小、原色、原質地的複製畫。

註6 雲門舞集於二〇〇九年在莫斯科及臺灣推出【行草三部曲】：《行草》、《行草貳》、《狂草》。

註7 《黃帝內經》是現存最早的中醫著作。相傳是黃帝與歧伯等熟諳醫理的大臣的醫學論述。

註8 文中的主人翁當然早隱其名。故意用康、盧兩個假姓乃因此雙姓為頭城兩大詩書家族。康灩泉素有「蘭陽第一筆」的雅稱，題詩草嶺古道；盧纘祥則曾任第一任民選縣長，其宅第為時代之代表，已列為古蹟。

註9 搶孤乃在農曆七月時舉行的普渡活動，普渡後的祀品原先開放民眾搶奪，後改為放在高檯供民眾競賽。頭城搶孤是在農曆七月的最後一天；恆春則在農曆七月十五。

門診命相學

「問得好！全世界就屬義大利人和漢人基因最像。兩族在宗族倫理上都喜歡五代同堂，移民新大陸後會互相牽成。社會行為也一樣：愛搞幫派。黑手黨和三合會歐美各國都頭痛。道德水準一般：喜歡不守交通規則，愛搞裙帶關係。」……

「那不然我寶貝兒子的貧血到底怎麼來？」這個過度關心的宋媽媽已經杵在門診二十分鐘了！不管前後病人如何皺眉側目，硬是要我給她的高中彭姓兒子的先天性輕中度「地中海貧血（Thalassemia）」一個交代。「他又沒胃出血又沒流鼻血。」

「太太妳別再鬧了好不好，我看完病，還要趕火車回去！」旁邊的鄧太太看不下去了。

「阿姨，李醫師不是已經告訴過妳這是先天的了嗎？我可以在門外再解釋一遍給妳聽。」一位護校生熱心的幫忙。

「我還天天給他補，搞了兩年都沒效。他念資優班，以後怎麼熬夜拚大學？」宋媽媽還是很挫折。

「這位太太，再不讓我看病我變臉了喔！」暴躁的機車行樊老闆開始用臺灣國語恐嚇。

我心頭煩躁，場面有點無解。我隨手翻翻彭小弟病例首頁的基本資料，眼光一亮——他們住三星天送埤。「一切都要歸功你們夫妻倆！」

「喝！李醫師你開什麼玩笑。我沒功勞也有苦勞，竟然給你說成是兒子得病的罪魁禍首？」宋媽媽怒不可遏。大家都緊張起來，連護士美雪也對我眨眼搖頭。

「妳公公是看守電廠還是作木材買賣？」我開始下注。

「咦？李醫師怎麼知道？我先生在看水力電廠，可是我公公確實作木業。」宋媽媽口氣緩和中帶點迷惑。

「先祖從新竹來？妳家從桃園來？」我再猜。

「哇！你是戶政事務所嗎？我公公的爸爸是竹東人，我先祖是桃園宋屋人。」不只宋媽媽愈來愈客氣，全場耳朵都豎起來了。

「妳公公家日據時代煉樟腦？」我再押寶。

「李醫師你認識我公公的祖父？是原鄉先輩？」宋媽媽形色恭謹，上身微鞠。

大家都微笑起來：「李醫師四十不到哩！」「我看彭太太妳比李醫師還大。」「李醫師尊妳作先輩比較合理！」

「言歸正傳！」我一出聲，熱鬧觀眾頓時靜下來。「第一，約九十年前，日據時代獎勵東部屯墾。西部山麓的客家先民湧聚東臺。南部聚於玉里壽豐萬榮；北部聚於宜蘭山麓：蘭陽溪北為員山福山、蘭陽溪南為三星天送埤、海邊為南澳朝陽里。」我娓娓道來。

「那李醫師如何知道我們屬於這族群？」宋媽媽拉彭同學靠近我。

「第二，彭向為竹東大姓；桃園宋屋是臺灣客籍宋氏大宗。這情況，大陸臺灣皆同。大陸彭德懷元帥就是出自江西南部井崗山客家區。左右中國近代史的宋美齡、宋慶齡、宋靄齡三姊妹和宋子文，為出身海南文昌縣的客家人。」這時，鄧太太、護校生、樊老闆都拉椅子坐下來了。危機稍解，一片安靜。

「至於煉樟腦……」高瘦的彭同學發問了！黑框眼鏡下，有高中生的好學。

「我要先問，我就住花蓮壽豐……」鄧蓮妹太太搶話頭。我有些病人從全省各地來，高雄、臺南、南投、桃園、臺北都有。花蓮自不特別。

「樊老闆，你剛才急著看病。要不要先結你的案？」好幾個地雷，我還是得保守些。

「不急、不急。你繼續！」他兩手亂搖，態度有點「機車」。

「第三，不論大陸臺灣，煉樟腦幾乎都是客家的獨占事業。客家先祖把燒煉的技術從粵東閩西帶來。」

「樟腦業和地中海貧血的相關性如何？」彭同學果然像資優班的，會問相關性。

「地中海貧血多發現於桃竹苗等客家區。樟腦的毒性目前整理得仍很籠統，不過我在省立新竹醫院工作時見過許多病患，先祖皆從事此業。說不得，還得研究！」學術之前，我必須謙虛。

「竹東和天送埤有什麼密切關係？我的先祖要移居過來？」彭又問。

「樟腦業相伴伐木業！」我先定調，再問彭同學：「伐木時期，臺灣有哪些著名的木材集散地？」

「不好意思，我是自然組資優班的。」彭同學想開脫，還帶點驕傲。

「李醫師也是自然組啊！」我續道：「竹崎負責阿里山脈、竹東負責雪山山脈、水里負責玉山及中央山脈西側、玉里負責中央山脈東側、還有三星天送埤負責中央山脈北端的太平山大元山。」

「木材商相互移徙！所以許多嘉義木材商移居羅東，許多竹東木材商移居天送埤！伐木危險，業者常建廟求平安。也因此，嘉義和宜蘭山麓成為全臺客家廟『三山國王廟』最密集的地方，還超過桃竹苗和六堆兩區純客家區。」喝口美雪新倒給我的茶。

「哇！我阿祖是嘉義人咧！」樊老闆插嘴。

「你別插話！」風水輪流轉，換宋媽媽嫌樊老闆了！

「宋媽媽別罵他！我相樊老闆的命給妳聽。」我當和事佬：「他其實不是真嘉義市人！」

「誰說！」樊地雷又要引爆。

「就我說！你更早的祖先在雲林嘉義交界的大林。」我想起在弟弟服務的大林慈濟醫院行醫時看到的樊氏家廟和樊氏橋。

「那是我玄祖的事。」樊老闆委頓在椅子上。

「李醫師，是不是該繼續叫新病患了？」負責的美雪開始有點著急。

「不可以！」宋媽媽、彭同學、鄧蓮妹、樊老闆、護校生齊聲阻止。彭同學最大聲。

我有點煩躁，場面又有點無解，只是原因和幾分鐘前相反。「你們還要我說什麼？」

「我是壽豐客家人，可是還有誰姓鄧是客家人？你沒說鄧是客家姓啊！」蓮妹一直沒話頭，有點委屈。

「拜託喔！除了長居新竹芎林的臺語歌曲大師鄧雨賢[註1]，還有鄧小平啊！康雍乾三朝，大移湖廣客家人入川墳墾。」「清末延燒全中國的客家人大戰，湘軍湖南客家人曾國藩、左宗棠等追殺太平天國廣西客家洪秀全、楊秀清、李秀成、蕭朝貴諸王，再次入川直抵大渡河，滅石達開。鄧氏祖先就在這兩次遷川中定居。」

「喔……。」滿意，大家終於拍手，除了護校女娃，一個個看完診離開。

「李醫師，你講故事這麼精彩，可是一定不知道我們的歷史。」小女孩又生澀又謹慎。

病歷上印著名字：葛庭筠。

「B'lakh su！」我打招呼。

「B'lakh su！」小女生好開心，回打招呼。

「Mi'asa su balai（妳很美麗）。」我看著她臉龐深刻的輪廓。

「Mhe'wai su（謝謝你）。」她很開心：「可是你怎麼知道我是 Daryen（泰雅族人）？」

「松和葛都是泰雅族南澳碧候部落的特殊姓氏，你們的祖先是從大濁水溪上游、接近臺中的比亞毫社被遷村下來的。」

「為什麼你們漢人會得『地中海』貧血？」

「問得好！全世界就屬義大利人和漢人基因最像。兩族在宗族倫理上都喜歡五代同堂，移民新大陸後會互相牽成。社會行為也一樣：愛搞幫派。黑手黨和三合會歐美各國都頭痛。道德水準一般：喜歡不守交通規則，愛搞裙帶關係。」我開始回答得很不科學了：「所以啊！得一樣的病。」

「可是他們有 pizza。」年輕人的重點不同。

「二十年前，紐約唐人街和義大利社區才因炕餅和 pizza 同不同源告上最高法院哩！」

※　※　※

如果說，生活即學問，那麼病歷上的名字是其中之一。

行醫十多年了。每次門診，都會有幾十本病患名字在眼前晃動，當熟悉他們背景後，竟慢慢整理出一些有趣的脈絡。五、六年前門診的這一幕偶然，讓我決心整理歷年所得，在一次院內的首長晨會上報告「門診姓名學——從病歷上的名字看蘭陽平原族群的遷徙演變」。

醫師是戶政事務所以外，每天要用心面對近百個名字的行業。不同的是，醫師的「客戶」，因為信賴關係，更願開誠討論他的家族。

宜蘭是一個閩南、客家、原住民、和外省人共享的新天地，除了消失的平埔噶瑪蘭（Kavalan）和阿里史族外，沒有一族在這片平原上待超過三百年，因此，遷徙的斧鑿之痕要比西部大邑來得更明顯未泯。有時，抓住一個線頭，可以拉出一大段故事。如果這個線頭是臨床症狀，那就更引醫病雙方入勝。

還有那麼一次，一個七十來歲的阿公因為孫女讀護校，回去指著他的眼睛懷疑有黃疸。中國人怕肝病，像是與生俱來，急匆匆的到門診。

「這下抽血結果出來，膽紅素正常，科學來肯定阿公沒黃疸，該放心啦！」我安慰他。有時候老人家要用「科學」兩個字哄一哄。

「明明就有。你看我手這麼黃！」他把手心攤開，真的有點黃。一定是他孫女教的。他的臺語腔調讓我有一種莫名遙遠的熟識感。

「呷物仔也會啦。呷紅蘿蔔、金瓜、番薯太濟（太多）攏會。李醫師熱天吃芒果用桶子盛，隔兩天就比你黃。」我用我的經驗安撫他。

「不使（不行）！我查某孫是護士喔。專業講的哪會錯。」還是飄浮的腔調。

「好罷！我再看一次你的眼白。」我湊近他的臉。一股焦油菸味在他口鼻裡。好濁的眼白，斑駁的黃、灰色斑夾雜微血管不均勻的分布著。和一般肝衰竭、膽管阻塞甚至溶血的均質黃相去甚遠。

「到底安怎？」這句粗獷的嚷叫翻動了塵封的記憶。

「阿伯撿蚵仔嗎？」我問。

「喔？我自細漢撿蚵仔欲四十冬，五十幾歲才隨我後生來佇這。你是安怎知？」

「時常坐竹排仔出海摳風？」

「你不知喔，海邊風砂多透，淹得歸目珠。」老先生覺得我很知音！

「你住口湖亦或四湖？」答案快揭曉了。

「四湖啦！你哪知？你敢彼乀人？」開始要他鄉遇故知了：「阿芳沒緊叫李醫師阿叔。」陪來的護校女孩真得乖乖朝我叫了聲「阿叔仔」。

「無啦。我恆春來的啦，所以知影目珠摳海風的感覺。」占小女生便宜有點罪惡感。

「Ｙ你哪知影我四湖人？」換他糊塗了。

「你口湖四湖的海口腔臺語和這宜蘭的漳浦腔臺語是臺灣尚有特色的。」我一定要捧捧他。憶及二十年前隨著三清慈善會四處義診，到四湖鄉第一次聽到海口腔臺語的驚訝。

「這和我的黃疸有啥關係？」

「住海邊，目珠直摳海鹽海砂的，攏這款黃黃的目珠啦。」我終於可以為長期受刺激引起的慢性結膜炎作註解。

開拓蘭陽平原的吳沙是漳州金浦人，定居宜蘭十數載，聽熟了主流漳浦腔，一個阿公的偶然異腔讓我神氣了一早上。

有一陣子，院內同事們以為我治腸胃肝膽外兼看命相。

【註釋】

註1 鄧雨賢（一九〇六——一九四四）出身桃園龍潭書香望族，可是最典雅的臺灣民謠〈四季紅〉、〈月夜愁〉、〈望春風〉、〈雨夜花〉、〈滿面春風〉皆出其手。自二〇〇七年至二〇一〇年歷演不墜的臺灣首部大型音樂劇《四月望雨》就是敘述其生平。

乾隆密碼

今天有個叫施達峰的病人住院。他來宜蘭工地作短期工，病歷首頁寫彰化秀水。

施！也是著名的密碼大姓。

「鹿港施（臺語同『死』）一半、埔鹽施一半。社頭擺蕭（臺語同『瘋』）人！」查房時我劈頭第一句：「你是施（死）哪一半？」……

幾年來，一個智力和性格都退化得厲害的員山老農夫，叫曾慶興，每次來門診都夾纏不清，無厘頭對醫師護士下一些指令，我們解釋完又要再問好幾遍，結案出診間後又跑回來喃喃自語，卡住門診。這讓我和護士美雪看到電腦名單上有他的名字就頭痛。就有那麼一天，前晚看到大陸「國家副主席曾慶紅」的新聞，又看到介紹港星曾慶瑜的文章，想到自己在臺大的學長曾慶孝教授，總覺有趣。門診時抓著他問：

「你阿公叫曾昭什麼？你爸爸叫曾獻什麼？」我照著密碼問。

「記不得啦！記不得啦！」可憐的曾老農，退化得厲害，連爸爸的名字都講不出來。

像斷了線的風箏，我覺得好可惜。可是覺得真要在這遠離神州中原萬里的海隅小村找到密碼也過於匪夷所思，就釋然了。不意三個月後，內城仔，另一個十來戶人家的美麗員山小聚落，來了個叫曾繁文的病人，又燃起我的希望：「認識曾慶興嗎？」

「我叔叔啊！」

「你祖父？」

「曾獻○。」年輕人應答如流。

「你兒子？」

「曾祥○，才一歲！」

賓果！終於在後山屯墾的蓁莽之地連上了乾隆皇的詔書。

清乾隆九年（一七四四年），經禮部整理字輩，報皇帝欽定孔、孟後裔行輩的順序如下：

清初定十輩：興、毓、傳、繼、廣、昭、獻、慶、繁、祥；

清同治四年再定十輩：令、德、維、垂、佑、欽、紹、念、顯、揚。

顏、曾兩氏有部分族裔一併沿用，成為普天之下儒家四氏的身分證明。不論你在江西客家祖邑（曾慶紅）、山西黃土高原（國民政府財政部長孔祥熙）、嶺南廣東（前僑委會主委曾廣順）、臺南鄉下（財政部長顏慶章）；不論妳是性感女星（孟廣美）、著名學者（淡大教授曾昭旭）、將軍（前國防部發言人孔繁定將軍），亦或是農夫（曾慶興），都掛著這個標章。孔令侃是宋美齡的外甥女、孟令夫是妻大學的同學。年前榮獲美國總統學者獎的青年學者，有一個德拉瓦州的孟繁宇。

好笑的是，孔廟奉祀官孔德成二〇〇八年過世時八十九歲，而他的叔祖孔繁定將軍現在還沒那個歲數！

我三星還有個病人叫廖大春，他兒子叫廖學明，孫子叫廖本郎。你說有啥特殊？你有沒有聽過民進黨前立委廖學廣，和臺聯前立委廖本煙？我們臺大耳鼻喉科有廖大栽教授！

「正、心、大、學、本、宜、先」是雲林廖氏——西螺七崁阿善師裔近幾代的昭穆排續。

類似這樣與臺灣西部氏族相接續的現象，躍然病歷上，讓我不時有尼可拉斯凱吉（Nicolas Cage）在電影《國家寶藏》中，挑戰密碼的快感！

※　※　※

今天有個叫施達峰的病人住院。他來宜蘭工地作短期工，病歷首頁寫彰化秀水。

「鹿港施（臺語同『死』）一半、埔鹽施一半。社頭攏蕭（臺語同『瘋』）人！」查房施！也是著名的密碼大姓。

時我劈頭第一句：「你是施（死）哪一半？」

跟診護士嚇一跳，第一次聽到醫師當面詛咒病人死。

「我鹿港施！」施達峰高興的回答，在這個人生地不熟的醫院。

「至、性、能、純、養，正、心、得、自、由。」我念出施家的密碼：「那你是哪一輩？」

「我原來叫施養峰。怕跟養蜂諧音，自己跑去戶政事務所改掉了！」

「所以，前新竹市長施性忠是你的高祖輩、前衛生署長施純仁是你的叔伯輩？」

「是啊！在鹿港大家都知道這種事。」

「太可惜了！不改名多好。」我開始揶揄他。

「為什麼？名字不就是個符號。」他振振有詞。

「不然你可以到宏碁電腦，要施振榮董事長先叫你一聲叔叔，再給你個肥缺！」據傳聞，施董少年時就叫施正榮。

「哈！哈！」他笑得好開懷，都忘了肚子痛。

不是只有彰化才有這種強勢聚落姓氏。來蘭陽平原後才發現「『官』人『俞』人住冬山」。諶姓十之八九是宜蘭人。至於名水彩家藍蔭鼎的藍氏，則是羅東大姓。

※　※　※

族譜密碼近年來逐漸在兩岸消逝。消失的原因，在大陸是政治的打壓，文革時期要求國民取消中間的族譜昭穆字序；在臺灣則因為文盲消失，自主意識抬頭，請族系大老賜名者，恐遠不及看算命書、紫微斗數取名者。

其實，姓氏密碼不僅聯絡了枝繁葉拓、分散各地的族裔，在政治上也提供了族群融合的意涵。

四、五年前門診就有那麼一個叫邱顯群的年輕藥商朋友，一陣子愁眉不展，大家旁敲側擊後才知道親手養他長大的祖母不准他娶苦戀多年的女友。

「為什麼？」我總覺得他們郎才女貌。

「我祖母堅持我不准娶客家人。說客家人吝嗇愛挑剔。」哇！二十一世紀了，還有這種上古時代的說辭。

「你家住哪裡？」我隱隱覺得好笑，問他。

「南澳海邊啊！註1」邱顯群不知道他的醫師客戶要調查什麼。

「如果我幫你跟你祖母遊說成功，你回報我什麼？」

「總不成請你吃我們藥廠的藥。我的主推藥是……避孕藥耶。」

就那麼個風和日麗的下午，他祖母聽說孫子有醫師友人全家要到南澳農場看他們的有機果園，拄著楞杖興沖沖站在瓦屋前的稻埕相候。

妻和兩個女兒興高采烈的隨邱顯群的堂哥去田裡挖地瓜。我坐在籐椅上邊曬太陽：「顯群實在是個好人，一定是阿嬤您教育成功啦！」恭維永遠是談判的第一步。

「哪裡哪裡！都是你們醫師牽成。想到他爸爸、祖父早逝，孤苦成長，有這樣的成就，我的辛苦都有代價。」阿嬤的笑臉，充滿風霜歲月的痕跡。她硬要蹲凳子。

「他的阿公早逝？」

「顯群出生沒幾年，我老公、兒子出海就遇到颱風。」阿嬤眼角濕潤：「我老公做人又慷慨，熱心鄰里；待我又好，從不挑剔我這臺南嫁來的大少奶奶。」伴著幸福的回憶，她指著一里外的小廟：「你不知道那廟我老公熱心捐了多少才蓋得起來。」

「顯群在公司醫院人人稱讚，原來是家教好。」打蛇隨棍上。

「你們醫師說這叫『遺傳好』是不是？」阿嬤又高興又驕傲。

「克勤克儉，惟耕惟讀。註2 客人傳家風範就是好。」我再接。
「李醫師你說啥！我是這兒的主人，不是人客。」阿嬤有點不悅。
「我說的是你老翁！」
「亂亂講。我自未結婚就聽他全家說福佬話。」阿嬤氣壞了，站了起來。
「您翁叫邱創什麼、您公子叫邱垂什麼？」我開始運密碼神功。
「哇！你先生人有夠厲害！邱創添和邱垂全。」阿嬤覺得醫生在變魔術。
「阿嬤，從前的省主席邱創煥，住彰化，和你翁一樣說福佬話。」先求同再舉異：
「可是親民黨的邱創良、民進黨的邱垂貞都在客家人很多的桃園哩。」
「喔！啊那麼多人用我們家的名字？」臺南姑娘顯然對這沒概念。
「古早許信良中壢選舉事件，被關的邱奕彬和你們有關係嗎？」
「顯群他姪子們都叫邱奕×啊。」
「你翁的家族好大，桃園、彰化、宜蘭、花蓮，全省都是。」「攏是從廣東潮州來的客家人啦。」
「你是說，我嫁給客家人？」阿嬤眉頭深鎖，可能覺得太陽很刺眼。

「妳剛才指的那座三山國王廟呀，是客人廟。拜廣東揭陽的客人祖。」「『詩禮傳家、創垂顯奕、繼述藏嘉』是他們近十二代的族譜名啦！不管在大陸、在臺灣、在南洋還是在美國，都有一堆你們的潮州遠親啊。」

「我嫁給客家人？我在臺南時怎麼不知？」阿嬤還在喃喃自語。兜這麼大的家族史給她，都看不出她接的是喜是憂。

邱顯群結婚那天，滿坑滿谷都是男女雙方的藥師朋友。我是少數被邀的醫師。典禮完成退席時，小倆口到我桌邊。

「小珍，這就是我跟妳說的李醫師。」邱顯群已經滿臉通紅，酒氣瀰漫了。

「萬分感謝李醫師。」小珍挽著蓬蓬的婚紗裙，盈盈躬身。

「多子多孫，幸福美滿！」不能免俗。我開始算帳：「顯群，你說過要報答我的。」

「我最近代理老年痴呆的藥，有很多樣品喔！」

族譜密碼，不只在臺灣，在大陸也常橫亙閩、客兩區。不唯八德邱氏的「詩禮傳家、創垂顯奕、繼述臧嘉」，中和、八德呂氏的「傳芳理學、紹美文章」註3，桃園「原平游氏」的「景象輝騰日、勳名俊發時」或宜蘭「廣平游氏」的「進永安興祥、本源能有志」註4，都有類同的現象。那就是說，閩客的定義，恐在住區方言，而非族裔基因。同一族裔的衍孫，在客區講客語講了三代的，便有客籍的歸屬感；在福佬區講了四五代福佬語的，便覺自身為福佬。在現今分子生物學昌明的時代，臺灣林媽利教授註5、大陸趙桐茂教授註6等皆證明了閩客兩裔基因上同為越族，無由區分的事實。中研院士張光直的「多中心互動說」及福建社科院謝重光的「文化概念說」亦進一步闡述此事實。註7

族譜密碼，融化了政客挑起的無聊對立！

【註釋】

註1 宜蘭縣境內，除了溪北的員山福山、溪南的三星天送埤、和羅東的北成里外，南澳的朝陽里也是客家先民分布區。

註2 六堆地區多有「繼祖德克勤克儉；傳家業惟耕惟讀」的門聯。晴耕雨讀乃客家先民的風氣。

註3 呂秀蓮副總統和她哥哥呂傳勝律師為傳字輩、前中和市長呂芳煙、親民黨立委呂學儀、國家交響樂團（NSO）總監呂紹嘉皆為此氏後裔。

註4 游錫堃為游氏的「本」字輩。

註5 用HLA typing的方法。

註6 用immunoglobulin subtyping的方法。

註7 其他國內有名的字輩排續還包括如：

- 范氏的「世德光揚、振綱植紀」：臺灣精省後的省主席叫范光群；范振宗是民進黨大老。
- 北埔姜氏的「仁義禮智信、天泰光明遠」。
- 新屋范姜氏的「文殿勝懷。德武光新朝，群士永傳揚。」目前北臺灣社會中許多范姜新×、范姜群×的人。
- 臺中西屯廖氏的「德繼述顯名揚傳」：廖繼春是有名的畫家；廖述宗是中研院院士，陳水扁時代的國策顧問。
- 桃園觀音鄉武威村廖氏的「國泰民安逢景運，文經武緯振家聲」。最有名的當屬研究B型肝炎享譽國際的中央研究院院士廖運範教授。
- 宜蘭縣漳州金浦李家的「家傳詩訓後汪洋」。

李惟陽作品集 001
後山怪咖醫師

作者—李惟陽
責任編輯—胡文青
美術設計—吳雅惠
封面設計—鄭宇斌
攝影—劉煜仕、江思賢
插畫—葉羽桐
責任企劃—顏少鵬

董事長—趙政岷
出版者—時報文化出版企業股份有限公司
10803臺北市和平西路三段二四〇號四樓
發行專線—(〇二)二三〇六—六八四二
讀者服務專線—〇八〇〇—二三一—七〇五
(〇二)二三〇四—七一〇三
讀者服務傳真—(〇二)二三〇四—六八五八
郵撥—一九三四四七二四時報文化出版公司
信箱—臺北郵政七九~九九信箱
時報閱讀網—http://www.readingtimes.com.tw
電子郵件信箱—newlife@ readingtimes.com.tw
法律顧問—理律法律事務所陳長文律師、李念祖律師
印刷—勁達印刷有限公司
初版一刷—二〇一〇年八月三十日
初版九刷—二〇一九年七月二十二日
定價—新臺幣二五〇元

時報文化出版公司成立於一九七五年,
並於一九九九年股票上櫃公開發行,於二〇〇八年脫離中時集團非屬旺中,
以「尊重智慧與創意的文化事業」為信念。

後山怪咖醫師 / 李惟陽著.
-- 初版. -- 臺北市 : 時報文化, 2010.08
面; 公分. -- (李惟陽作品集 ; 1)
ISBN 978-957-13-5264-0(平裝)

1.醫病關係 2.通俗作品

419.47 99015605

ISBN 978-957-13-5264-0